Bayer-Tropon-Symposium XI

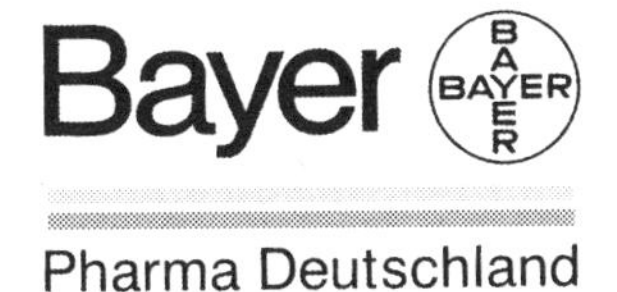

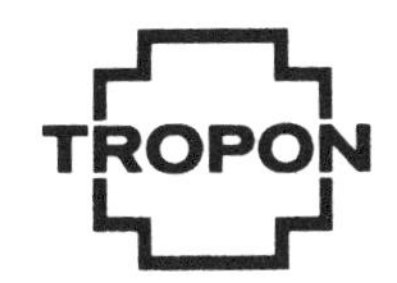

Springer
Berlin
Heidelberg
New York
Barcelona
Budapest
Hongkong
London
Mailand
Paris
Santa Clara
Singapur
Tokio

Qualitätssicherung in der Psychiatrie

Herausgegeben von
M. Berger und W. Gaebel

Mit 23 Abbildungen und 21 Tabellen

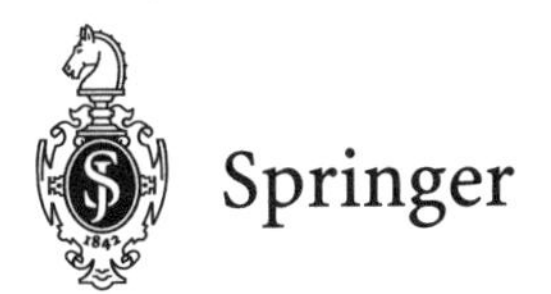

Springer

Bayer-Tropon-Symposium XI
am 17. November 1995 in Köln

Professor Dr. MATHIAS BERGER
Klinik für Psychiatrie und Psychosomatik,
Abt. für Psychiatrie und Psychotherapie
mit Poliklinik der Albert-Ludwigs-Universität
Hauptstrassee 5, 79105 Freiburg

Professor Dr. WOLFGANG GAEBEL
Psychiatrische Klinik der Heinrich-Heine-Universität
Rheinische Landes- und Hochschulklinik Düsseldorf
Bergische Landstrasse 2, 40629 Düsseldorf

ISBN 3-540-61294-7 Springer-Verlag Berlin Heidelberg New York

Die Deutsche Bibliothek – CIP-Einheitsaufnahme
Qualitätssicherung in der Psychiatrie: am 17. November 1995
in Köln/hrsg. von M. Berger und W. Gaebel – Berlin;
Heidelberg; New York; Barcelona; Budapest; Hongkong;
London; Mailand; Paris; Santa Clara; Singapur; Tokio:
Springer, 1997
(Bayer-Tropon-Symposium; 11)
ISBN 3-540-61294-7
NE: Berger, Mathias [Hrsg.]; Bayer-Tropon <Köln>: Bayer-Tropon-Symposium

Umschlaggestaltung: Design & Production GmbH, Heidelberg

Satz: Scientific Publishing Services (P) Ltd, Madras

SPIN: 10525117 25/3134/SPS – 5 4 3 2 1 0 – Gedruckt auf säurefreiem Papier

Begrüßung

Dr. Dr. Grobe-Einsler

Herr Professor Berger, Herr Professor Gaebel, meine Damen und Herren, im Namen der Bayer AG begrüße ich Sie ganz herzlich zum heutigen Symposium. Das Thema „Qualitätssicherung“ ist der forschenden pharmazeutischen Industrie in vielfacher Hinsicht ein zentrales Anliegen. Als Beispiele möchte ich drei Aspekte herausgreifen: klinische Prüfung, Struktur- und Prozeßqualität und ärztliche Fortbildung.

In der klinischen Prüfung gewinnt die Qualitätssicherung zunehmend an Bedeutung. Dabei beschränkt sie sich keineswegs auf die „Good Clinical Practice“, sondern bezieht insbesondere auch die Kontrolle aller Infrastrukturprozesse ein. Interessanterweise gibt es eine Fülle von Guidelines zur Konzeption klinischer Prüfungen, zur Qualitätssicherung aber, zur Sicherung der Infrastruktur, gibt es nur ganz wenig. Hier stehen Fragen im Vordergrund wie „Wie führt man ein Rater-Training durch?“, „Wie oft ist dieses Training zu kontrollieren?“ oder „Welche Kenngrößen gibt es überhaupt, um sicherzustellen, daß jemand eine Skala beherrscht?“

Für jede Qualitätssicherung ist es zunächst wichtig, den Ausgangspunkt zu definieren und zu prüfen, wo Verbesserungen am dringendsten erforderlich sind. Nur so läßt sich eine erzielte Qualitätsverbesserung auch dokumentieren. In der Struktur- und Prozeßqualität fehlen häufig elementare Kerngrößen, die erst mühsam erarbeitet werden müssen. Auch im Gesundheitswesen scheinen diese Basiskenngrößen vielfach zu fehlen, wie zum Beispiel bei Kosten-Nutzen-Analysen zu erkennen ist. Sind jedoch Zahlen vorhanden, so lassen sich aber auch eindrucksvolle Erfolge dokumentieren, so etwa in der Rezidivprophylaxe der Schizophrenie.

Was die ärztliche Fortbildung betrifft, so haben sich Bayer und Tropon nie mit der Vermittlung bloßer Produktinformation begnügt, sondern immer darauf geachtet, diese Information auch in einem globaleren Kontext darzustellen. Gerade hier ist es nötig, zur Verbesserung der Qualität und des Wirkungsgrades vermehrt Kennzahlen zu gewinnen, z.B. durch strukturiertes Feedback, Ermittlung des Umsetzungserfolges, Prüfung der Praxisrelevanz aus der Sicht des Kunden. Auch hier sind die „Transmissionsriemen“ der Vermittlung kritischer zu hinterfragen, wobei die Einrichtung von Qualitätszirkeln als neues Instrument sicherlich ein wichtiger und vielversprechender Ansatz ist. Im „Total Quality Management" wird viel über Kundenbeziehung gesprochen. Wir sollten nicht aus den Augen verlieren, daß unser ultimativer „Kunde" der Patient ist, und daß es seine Probleme zu lösen gilt.

Ich möchte den beiden Chairmen, den Referenten und allen Beteiligten für ihr großes Engagement beim Zustandekommen dieser Veranstaltung herzlich danken und wünsche dem Symposium einen erfolgreichen Verlauf.

Vorwort

Qualitätskontrolle und Qualitätssicherung – Begriffe aus der industriellen Fertigung – gewinnen in der Medizin zunehmend an Bedeutung. Seit Inkrafttreten des Gesundheitsreformgesetzes (1989) und des Gesundheitsstrukturgesetzes (1993) in Deutschland ist externe Qualitätssicherung – neben internen Maßnahmen – in der medizinischen Versorgung gesetzlich verbindlich. Das Fünfte Sozialgesetzbuch (SGBV) befaßt sich mit der Qualitätssicherung u.a. der vertragsärztlichen Versorgung (§135), der ambulanten Vorsorgeleistungen und Rehabilitationsmaßnahmen (§135a) sowie der Krankenhausbehandlung (§137). So sind beispielsweise die Krankenhäuser „verpflichtet, sich an Maßnahmen zur Qualitätssicherung zu beteiligen. Die Maßnahmen sind auf die Qualität der Behandlung, der Versorgungsabläufe und der Behandlungsergebnisse zu erstrecken. Sie sind so zu gestalten, daß vergleichende Prüfungen ermöglicht werden." Einzelheiten werden gemäß §112 durch Verträge über „Verfahrens- und Prüfungsgrundsätze für Wirtschaftlichkeits- und Qualitätsprüfungen" zwischen den Spitzenverbänden der Kassen und der Krankenhausgesellschaft unter Beteiligung der Ärztekammern geregelt, im Pflegebereich sind die Berufsorganisationen der Krankenpflegeberufe zu beteiligen.

Praktisch bedeutet dies, daß das diagnostische und therapeutische Handeln mit Hilfe valider Indikatoren vergleichend evaluiert werden soll. Selbstverständlich hat die Ärzteschaft auch bisher interne wie externe Maßnahmen zur Qualitätssicherung in eigener Verantwortung durchgeführt. Diese Aktivitäten werden künftig expliziter und systematischer angelegt werden müssen, ohne daß das Augenmaß für das Sinnvolle und Machbare verlorengehen darf. Bezugspunkt qualitätssichernder Maßnahmen muß im wesentlichen das wissenschaftlich gesicherte Fachwissen sein. Qualitätskriterien und Vorgehensweisen bei der Qualitätssicherung sind daher in Abstimmung mit den Fachgesellschaften festzulegen.

In der Psychiatrie umfaßt Qualitätssicherung prinzipiell alle Aspekte der Struktur-, Prozeß- und Ergebnisqualität. Hierfür ist die Entwicklung von empirisch und/oder normativ gewonnenen Standards mit daraus abgeleiteten Praxisleitlinien Voraussetzung. Anwendungsbereiche der Qualitätssicherung betreffen sowohl strukturelle (Versorgungssysteme, Institutionen, Personal), als auch prozedurale (diagnostische und therapeutische Maßnahmen) und ergebnisorientierte Aspekte psychiatrisch-psychotherapeutischen Handelns (mehrdimensionale Therapieevaluation). In Deutschland haben die Psychiatrie-Enquete 1975 und die Empfehlungen der Expertenkommision 1988 entscheidende Anstöße zu einer Qualitätsverbesserung des psychiatrischen Versorgungssystems gegeben. Der Erlaß der Psychiatrie-Personalverordnung (Psych-PV) 1991 mit Verbesserung der Personalstruktur war ein weiterer wesentlicher Schritt zur Optimierung der Leistungsqualität psychiatrischer Kliniken. Weiteres jüngstes Beispiel zur Optimierung der Prozeßqualität psychiatrisch-psychotherapeutischer Versorgung ist die Einführung eines Gebietsarztes für Psychiatrie und Psychotherapie mit erheblich gestiegener Fachkompetenz.

Eine künftig systematischere Implementierung qualitätssichernder Maßnahmen im psychiatrischen Versorgungsalltag setzt die angemessene Berücksichtigung gesundheitspolitisch-konzeptueller, methodischer, finanzieller und organisatorischer Rahmenbedingungen voraus. Dies wiederum erfordert einen konstruktiven Gedankenaustausch zwischen allen Beteiligten. Qualitätsstandards werden auf allen Planungs- und Handlungsebenen von soziokulturellen Normen mitgeprägt. Die WHO hat daher zu Recht darauf hingewiesen, daß auch die Ansichten der „Konsumenten“ psychiatrischer Versorgung (Patienten und Angehörige) bei der Entwicklung und Implementierung von Qualitätssicherungsprogrammen künftig stärker Beachtung finden sollten.

Eine kritische Reflexion, Weiterentwicklung und praktische Umsetzung von Behandlungsleitlinien in allen Bereichen der Psychiatrie ist demnach eine vordringliche Aufgabe. Den medizinischen Fachgesellschaften kommt eine besondere Bedeutung bei der Entwicklung von Qualitätsstandards und deren Umsetzung in die Praxis zu. Die Deutsche Gesellschaft für Psychiatrie, Psychotherapie und Nervenheilkunde (DGPPN) arbeitet gemeinsam mit anderen Fachorganisationen intensiv an der Entwicklung und Bereitstellung des erforderlichen konzeptuellen und instrumentellen Rüstzeugs für die Einführung qualitätssichernder Maßnahmen in verschiedenen Bereichen der psychiatrischen Versorgung.

Das vorliegende Buch faßt die Beiträge des XI. Bayer-Tropon-Symposiums vom 17.11.1995 (Köln) zusammen, das sich aus verschiedener Perspektive (Klinik, Praxis, Angehörige, Kostenträger) mit Fragen der Qualitätssicherung in der Psychiatrie befaßte. Der Firma Bayer-Tropon gilt Dank, daß sie sich dieser wichtigen

Thematik in bewährter Weise angenommen hat. Gedankt sei an dieser Stelle auch allen Referenten, Teilnehmern und Diskutanten, die zum Gelingen der Veranstaltung wesentlich beigetragen haben.

Freiburg/Düsseldorf, April 1996

M. Berger
W. Gaebel

Inhaltsverzeichnis

Mitarbeiterverzeichnis

Barth-Stopik, Adelheid, Dr. med.
Nervenärztin, Psychoanlayse, Camerstraße 7, 10623 Berlin

Berger, M., Prof. Dr. med.
Klinik für Psychiatrie und Psychosomatik,
Abt. für Psychiatrie und Psychotherapie
mit Poliklinik der Albert-Ludwigs-Universität,
Hauptstraße 5, 79104 Freiburg

Cording, C., Dr. med.
Bezirkskrankenhaus, Universitätsstraße 84, 93053 Regensburg

Gaebel, W., Prof. Dr. med.
Psychiatrische Klinik der Heinrich-Heine-Universität,
Rheinische Landes- und Hochschulklinik Düsseldorf,
Bergische Landstraße 2, 40629 Düsseldorf

Härter, M., Dr. med. Dr. phil.
Klinik für Psychiatrie und Psychosomatik,
Abt. für Psychiatrie und Psychotherapie
mit Poliklinik der Albert-Ludwigs-Universität,
Hauptstraße 5, 79104 Freiburg

Hornstein, Christiane, Dr. med.
Zentrum für Psychiatrie Wiesloch,
Heidelberger Straße 1, 69168 Wiesloch

Keller, F., Dr. biol. hum., Dipl.-Psych.
Zentrum für Psychiatrie Weißenau,
Abt. Psychiatrie I der Universität Ulm,
Weingartshofer Straße 2, 88214 Ravensburg-Weißenau

Kunze, H., Prof. Dr. med.
Psychiatrisches Krankenhaus Merxhausen, 34306 Bad Emstal 2

Lubecki, P., Dr. rer. pol
AOK Bonn, Kortrijker Straße 1, 53177 Bonn

MAß, E.
Bundesverband der Angehörigen psychisch Kranker e. V.,
Thomas-Mann-Straße 49a, 53111 Bonn

METZGER, R., Dr. med.
Zentrum für Psychiatrie Bad Schussenried,
Klosterhof 1, 88427 Bad Schussenried

RUPPE, Andrea, Dr. biol. hum., Dipl.-Psych.
Zentrum für Psychiatrie Weißenau,
Abt. Psychiatrie I der Universität Ulm,
Weingartshofer Straße 2, 88214 Ravensburg-Weißenau

STABENOW, Silke, Dipl.-Psych,
Psychiatrische Klinik, Klinikum Karlsruhe,
Kaiserallee 10, 76133 Karlsruhe

STIEGLITZ, R.-D., Dr. phil., Dipl.-Psych.
Klinik für Psychiatrie und Psychosomatik,
Abt. für Psychiatrie und Psychotherapie
mit Poliklinik der Albert-Ludwigs-Universität,
Hauptstraße 5, 79104 Freiburg

SCHELL, G., Dr. med.
Klinik der Offenen Tür,
Landhausstraße 2, 5, 12, 14, 20, 70190 Stuttgart

VAUTH, R., Dr. med. Dipl.-Psych.
Klinik für Psychiatrie und Psychosomatik,
Abt. für Psychiatrie und Psychotherapie
mit Poliklinik der Albert-Ludwigs-Universität,
Hauptstraße 5, 79104 Freiburg

WOLFERSDORF, M., Prof. Dr. med.
Zentrum für Psychiatrie Weißenau,
Abt. Psychiatrie I der Universität Ulm,
Weingartshofer Straße 2, 88214 Ravensburg-Weißenau

1 Grundelemente der Qualitätssicherung in der Medizin

M. Berger und R. Vauth

Der Begriff der Qualitätssicherung stammt ursprünglich aus dem Bereich der industriellen Fertigung. Grundmerkmale des sich in den letzten Jahren durchsetzenden Konzepts des „Total Quality Managements" sind Kundenorientierung, Null-Fehler-Ansatz und insbesondere „Buttom-Up-Kommunikation", also die Erarbeitung von Verbesserungsvorschlägen und die Weiterleitung derselben an die übergeordnete Hierarchieebene. Qualitätssicherung entwickelt sich damit zunehmend von der Überprüfung des Ergebnisses eines Produktionsprozesses hin zu einem unternehmensbestimmenden Gesamtbewußtsein. Im medizinischen Bereich ist Qualitätssicherung ein hochkomplexes, interdependentes Geschehen, in dem sowohl technische („objektive") wie auch interpersonelle („subjektive") Qualitäten wechselseitig aufeinander einwirken. In Deutschland haben Maßnahmen der internen Qualitätssicherung, also von den Krankenhäusern selbst ausgehende Initiativen, eine lange Tradition. Unglücklicherweise war die gegenwärtige Debatte anfangs recht einseitig vom Aspekt der Kostensenkung geprägt. Inzwischen beginnt sich jedoch die Erkenntnis durchzusetzen, daß das Konzept der Qualitätssicherung die Chance bietet, nicht nur die eigene professionelle Qualität zu verbessern, sondern dies auch für Bevölkerung, Politiker und Kostenträger transparent zu machen.

1.1 Einleitung

Qualitätssicherung ist nicht nur ein Modethema, das in viele Bereiche der Gesellschaft (vgl. Abb. 1) und eben auch der Medizin durchdringt, sondern ist auch ein „Reizthema" (vgl. Kordy 1992). Die Kontroversen bewegen sich – pointiert formuliert zwischen den Polen „Freiheit" und „Zwang" (vgl. Haug u. Stieglitz 1995) –, zwischen eigenverantwortlicher Selbstbestimmung von Standards sowie deren Kontrolle durch die Ärzteschaft selbst und auf der anderen Seite fachfremd aufoktroyierten Sanktionssystemen von seiten des Gesetzgebers und der Kostenträger und schließlich dem Eindringen privat-kommerziell organisierter Prüfungsfirmen ohne Beteiligung der Ärzteschaft wie in den USA. Vor einem unkritischen Übertragen industrieller Begrifflichkeit auf dem Bereich der Medizin soll der Beitrag warnen, aber auch ein eigener Weg der Ärzteschaft aufgezeigt werden.

Bayer-Tropon-Symposium, Bd. XI
Qualitätssicherung in der Psychiatrie
Hrsg. M. Berger u. W. Gaebel

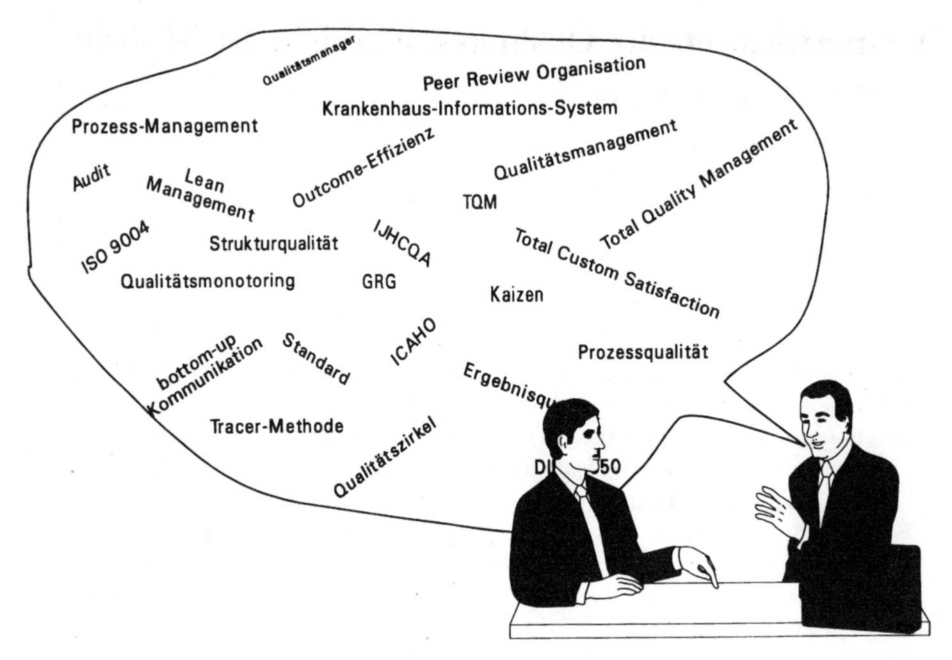

Abb. 1. Der Arzt als potentieller Kunde der Qualitätssicherungsunternehmer

1.2 Qualitätssicherung – die industrielle Tradition

In der Industrie wurde der Qualitätsbegriff, der auf das lateinische Wort „Qualitas“ zurückgeht, das wohl am treffendsten mit „Eigenschaft/Beschaffenheit“ oder „Güte“ übersetzt werden kann, bereits in der zweiten Hälfte des 19. Jahrhunderts eingeführt. Das mit dem Begriff „Made in Germany“ verbundene Gütesiegel ging ursprünglich zurück auf einen Versuch der britischen Handelsbehörden, so gekennzeichnete Waren vom heimischen Markt fernzuhalten. Der in Reaktion auf diese Sanktion erfolgte intensive Prüfprozeß, um nur Waren hoher Güte auf den Markt zu bringen, bestand im wesentlichen in einer genauen Untersuchung der Funktionsfähigkeit des Produktes am Ende des Produktionsprozesses. Diese frühe Form von Qualitätssicherung wird inzwischen als „end-of-the-pipe“-Prüfung bezeichnet (Adams u. Rademacher 1994).

Die Ausweitung der Qualitätsprüfung über die Prüfung „at the end of the pipe“ hinaus auf einem kontinuierlichen Kontrollprozeß während des gesamten Produktionsverlaufs entwickelte sich im „Qualitymanagement“ des amerikanischen Militärwesens. Da sich bei den eingekauften Waren immer wieder mit der Zeit latente Fehler manifestierten, wurde schließlich von den Zulieferfirmen ein kontinuierliches Quality-control-System als Voraussetzung für weitere Warenabnahme verlangt. Diese Entwicklung fand ihren Niederschlag auch in der Schaffung der neuen Position des Quality-Managers in amerikanischen Firmen.

Einen entscheidenden Impuls erhielt die Qualitätssicherung durch die Entwicklung sogenannter „integrierter Qualitätssicherungssysteme“ in den 50er und

60er Jahren durch die japanische Industrie. Der „revolutionierende" Kerngedanke war hierbei, daß optimale Qualitätssicherung nicht allein durch Kontrolle von außen gewährleistet werden kann, sondern daß jeder einzelne Mitarbeiter zu einer Beteiligung an einer fortwährenden Produkt-Qualitätsverbesserung motiviert werden muß. So wurden umfangreiche Schulungen durchgeführt, um den einzelnen Arbeitnehmer für eine Verbesserung jedes einzelnen Schrittes des von ihm jeweils kontrollierten Arbeitsbereiches vom Produktentwurf über die Arbeitsvorbereitung, die Fertigung, den Versand, die Montage und den Service usw. vorzubereiten.

In den letzten Jahren kumulierte die Entwicklung im Prinzip des „total quality managements", das auch in der europäischen Industrie inzwischen einen hervorgehobenen Stellenwert besitzt. Grundmerkmale dieses Prinzips sind Kundenorientierung, Null-Fehler-Ansatz, Bottom-up-Kommunikation. Kundenwünsche und -bedürfnisse werden nicht nur von jeweiligen Marketingabteilungen ermittelt, sondern werden fortlaufend an die jeweiligen Entwicklungsabteilungen zurückgemeldet, damit diese bereits in der Planungsphase ein höheres Ausmaß an Adaptation an Kundenbedürfnisse gewährleisten können. Mit dem „Null-Fehler-Ansatz" ist eine Abkehr von der Definition von zulässigen Toleranzbereichen, innerhalb derer die Produktqualität noch variieren kann, gemeint. Indirekt liegt dieser Forderung die Vorstellung zugrunde, daß in der Kosten-Nutzen-Abwägung eines höheren Einsatzes zur Verbesserung der Qualität und der Folgen von mangelhafter Qualität betriebswirtschaftlich sich der höhere Einsatz lohnt. Entscheidend aber ist die Implantierung des Prinzips der „Bottom-up-Kommunikation", das bereits im Konzept des „integrierten Qualitätssicherungssystems" implizit angelegt war. Über die Institutionalisierung von Qualitätszirkeln (Japan: Kaizen) auf verschiedensten Ebenen, die kontinuierlich tagen, und allen an einem bestimmten Produktionsprozeß Beteiligten die Möglichkeit bieten, Ideen und Vorschläge zur Verbesserung zu erarbeiten, die dann auf die nächsthöhere Führungsebene weitergeleitet werden, gestattet nicht nur ein höheres Ausmaß an Identifikation des Arbeitnehmers mit seiner Tätigkeit und seinem Unternehmen („corporate identity"), sondern führt auch zu einer empirisch belegten höheren Arbeitszufriedenheit. Hier wird bereits deutlich, daß Qualitätssicherung sich im Laufe der Zeit zunehmend mehr von einer bloßen Prüfung des Endergebnisses eines Produktionsprozesses hin zu einem das gesamte Unternehmen bestimmenden Bewußtsein entwickelt hat. Zusätzlich dienten diese von der Industrie selbst initiierten Qualitätssicherungsanstrengungen auch dazu, Schadensersatz- und Haftpflichtprozesse abzuwenden (vgl. Abb. 2) – zumal auch die Beweislastumkehr nach dem Contergandebakel juristisch zu dieser vorauseilenden Defensivstrategie führte.

1.3 Qualitätssicherung – die Umsetzung im medizinischen Bereich

Beschreibt man die Besonderheiten von qualitätssichernden Maßnahmen in der Medizin, so geht es nicht nur darum, die Unterschiede zum Bereich der Industrie aufzuzeigen und hieraus notwendige Differenzierungen des Qualitätsbegriffes

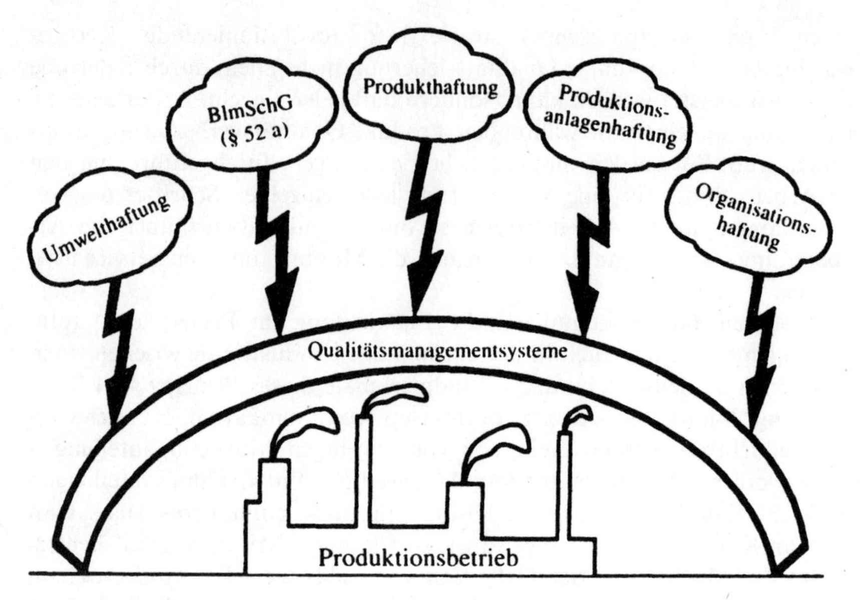

Abb. 2. Schutzschild für das Unternehmen: Qualitätsmanagementsysteme. (Nach Adams u. Rademacher 1994)

abzuleiten, sondern auch darum, das Verhältnis von Qualitätssicherung und medizinischer Forschung näher zu erörtern. Zunächst einmal ist die Definition von dem, was Qualität im medizinischen Bereich ausmacht, als erheblich komplexer einzuschätzen. So läßt sich das Produkt „Gesundheit" in seinen wesentlichen Aspekten nicht materiell spezifizieren. Nicht nur technologisch opitimale medizinische Versorgung, sondern Aspekte der subjektiven Zufriedenheit des Patienten mit dem Ergebnis der Behandlung, mit den Auswirkungen auf seine Lebensqualität oder sein seelisches Erleben sind wesentliche Aspekte. Darüber hinaus läßt sich die implizit unidirektionale Sichtweise aus dem industriellen Bereich – Qualität von Ergebnis – nicht uneingeschränkt auf den Bereich der Medizin übertragen: Dem Patienten selbst kommt beim Zustandekommen des Ergebnisses eine aktive Rolle zu. Seine Aufnahmebereitschaft, etwa die Veränderung einer passiven Änderungserwartung hin zu einer aktiven Änderungsbereitschaft kommt im Kurzzeitbehandlungsverlauf, wie auch über lange Zeiträume gedacht, im Bereich der sekundären/tertiären Prävention von Gesundheitsschäden eine entscheidende Bedeutung zu. Insofern ist es erforderlich, das Zustandekommen eines qualitativ hochwertigen Ergebnisses im Bereich der Medizin als komplexes interdependentes Geschehen zu betrachten, in dem sowohl technische wie interpersonelle Qualitäten wechselseitig aufeinander einwirken (Donabedian 1980, 1982). Mit der technischen Qualität etwa ist die Angemessenheit der diagnostischen und therapeutischen Maßnahmen, wie Röntgendiagnostik, Lumbalpunktion, Infusionstherapie usw., gemeint. Die interpersonelle Qualität hingegen spezifiziert soziale und psychologische Aspekte der Behandlung. Hier gehen u.a. Erwartungen und Empfindungen im Kontakt zwischen Patient und medizinischem Personal, also etwa die Arzt-Patienten-Beziehung ein. Darüber hinaus bestimmt auch der Charakter der Umgebung („amenities", Hotelqualität) das Erleben der Behandlung (vgl. Kaltenbach 1993).

Im industriellen Bereich erprobte Termini wie Arbeitsvorbereitungs-, Fertigungs- und Montagequalität lassen sich auf den medizinischen Bereich nicht übertragen. Eine „gegenstandsangemessenere" Differenzierung des Begriffs Qualität hat Donabedian bereits in den 60er Jahren vorgenommen (vgl. Donabedian 1980, 1982; vgl. Abb. 3). Donabedian unterschied die Komponenten Struktur-, Prozeß- und Ergebnisqualität. In die Strukturqualität gehen die zeitlich relativ konstanten Merkmale des Leistungserbringers selbst ein. Beispiele hierfür sind der Kenntnisstand des Personals, räumliche oder apparative Ressourcen, Organisation der Einrichtung und deren Finanzierung sowie deren Einbindung in das jeweilige Gesundheitssystem. Die Dimension der Prozeßqualität schließt alle Maßnahmen ein, die im Behandlungsverlauf des Patienten ergriffen oder aber auch nicht ergriffen werden. Orientiert sollten sie sein an den Leitlinien oder Standards der Medizin für den jeweiligen Versorgungsbereich, d.h. an „good medical practice". Neben diagnostischen und therapeutischen Maßnahmen gehen auch Aspekte der Arzt-Patient-Beziehung oder auch das Stationsklima und die adäquate Dokumentation der durchgeführten Leistungen ein. Die Komponente

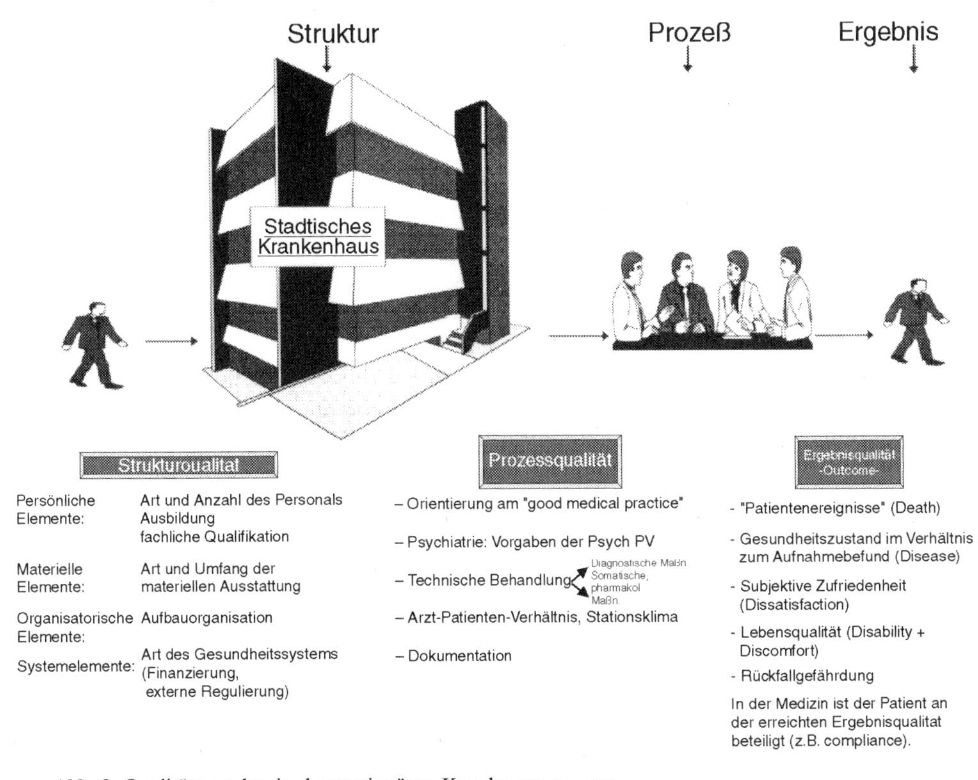

Abb. 3. Qualitätsaspekte in der stationären Krankenversorgung

Tabelle 1. Die "5 D's" der Ergebnisqualität nach Lohr (1988)

1. "Death":	Patientenereignisse im weitesten Sinne, im Vordergrund stehen Todesfälle.
2. "Disease":	Einfluß der Behandlung auf die vorliegende Erkrankung, ermittelt etwa mittels Labortests, Röntgenuntersuchungen usw.
3. "Dissatisfaction":	Subjektive Zufriedenheit des Patienten mit der Behandlung.
4. "Disability/discomfort":	Gesundheitlicher Gesamtzustand des Patienten, aus der Behandlung resultierendes soziales und berufliches Funktionsniveau, Aspekte der Lebensqualität usw.

der Ergebnisdimension oder des Outcomes der medizinischen Behandlung muß als zentral angesehen werden. Eine brauchbare Operationalisierung der Ergebnisqualität befindet sich in den in der amerikanischen Literatur häufig zitierten „5Ds" (vgl. Lohr 1988; vgl. Tabelle 1). Zu ergänzen wären die 5 Kriterien nach Lohr unter präventivmedizinischen und damit kostenrelevanten Aspekten um die Komponente der Rückfallgefährdung.

1.4 Die Entwicklung der Qualitätssicherung in der amerikanischen Medizin

In den USA haben qualitätssichernde Maßnahmen in der Medizin inzwischen eine fast 80jährige Tradition. So wurde aus den Akkreditierungsverfahren durch die Joint Commission on Accreditation of Health Care Organization (JCAHO) (Kaltenbach 1993; Mattson 1992), das auf eine Initiative des American College of Surgeons zurückging, ein Zertifizierungsverfahren: Jedes Krankenhaus kann sich in etwa dreijährigen Abständen mehrtägig prüfen und schließlich akkreditieren lassen. Inzwischen ist die Akkreditierung jedoch Voraussetzung für die Partizipation an den staatlichen Versicherungssystemen „Medicare"und „Medicaid" geworden. Akzentuiert werden hier Aspekte der Struktur und Prozeßqualität, Ergebnisqualitätsaspekte wurden bisher ausgeklammert. Da in den 60er Jahren krankenhausinterne Komitees nicht die Verweildauer der Patienten bzw. den Kostendruck vom öffentlichen Gesundheitssystem in entscheidender Weise hatten reduzieren können, forderte 1972 die Regierung die Einrichtung sog. „Professional Standard Review Organizations" (PSRO). Hiermit wurde erstmals eine externe Qualitätsüberprüfung inauguriert, und zwar im Bezug auf die Indikationsstellung für stationäre Aufnahme. Erwähnenswert ist, daß die Mitglieder der Organisation sich aus regional tätigen Ärzten, die speziell hierfür honoriert wurden, rekrutierten. Hierdurch gelang es, zumindest fachfremde externe Kontrollen zu verhindern. Auch wenn es in den Folgejahren nicht gelang, einen entscheidenden Durchbruch bei der Kostenminderung im Krankenhausbereich zu erzielen, erlebten die Krankenhausärzte jedoch diese Maßnahme als wichtige Unterstützung bei der Etablierung einer adäquaten Versorgungsqualität und als Schutz gegen die Welle von Haftpflichtprozessen.

Das System der Fallpauschalen, basierend auf Diagnosegruppen, wurde als „prospective payment system" bereits 1983 in Amerika eingeführt. Zur Überprüfung der Richtigkeit der diagnostischen Zuordnung und der dann angewendeten therapeutischen und diagnostischen Maßnahmen sowie auch der Abwendung der Gefahr einer zu frühzeitigen Entlassung des Patienten (etwa nach einer Operation) wurden Peer-Review-Organisationen (PRO) gegründet. Diese privatwirtschaftlich arbeitenden Organisationen bestanden immerhin noch zu 10% aus in dem einschlägigen Gebiet tätigen Ärzten. Werden bei den Prüfungen schwerwiegende Qualitätsmängel aufgedeckt, so kann dies für die Leistungsanbieter zum zeitweiligen Ausschluß des Krankenhauses aus Medicare oder Medicaid führen oder auch zur Erhebung von Strafgebühren. Mit dem in der letzten Zeit steigenden Verdrängungswettbewerb zwischen privatwirtschaftlichen Firmen ohne ärztliche Beteiligung und dem „Peer-Review-Organization-Program" zugunsten ersterer wird zunehmend deutlich, daß der Aspekt der Qualitätssicherung deutlich hinter dem der Kostenkontrolle und Reglementierung zurücktritt.

1.5 Die deutsche Medizin und Qualitätssicherung

Gegenüber den USA spielt die externe Qualitätssicherung eine eher untergeordnete Rolle, da einmal der Vertrauensverlust in die medizinische Versorgung weniger deutlich als in den USA ausgeprägt ist (geringere Zahl von Haftpflichtfällen, schwächer ausgeprägte Defensivmedizin), und zum anderen im Hinblick auf die medizinische Versorgung der Gesamtbevölkerung das Verhältnis von eingesetzten Mitteln und entstehenden Kosten als effizienter beurteilt werden kann. Im Gegensatz dazu haben Maßnahmen interner Qualitätssicherung, d.h. vom System des Krankenhauses eigenständig ausgehende Maßnahmen, in der deutschen Medizin über die Fort- und Weiterbildung der verschiedenen Berufsgruppen, Stationskonferenzen, Oberarzt- und Chefarztvisiten, Obduktionskonferenzen, Krankenblattführung und die Abfassung ausführlicher Arztbriefe eine lange und breite Tradition. Wenn trotz dieser Unterschiede zu den amerikanischen Verhältnissen Pilotprojekte zur externen Qualitätssicherung in der Perinatologie, in der Chirurgie oder der Radiologie initiiert wurden, so ist dies besonders hoch einzuschätzen (Pietsch-Breitfeld u. Selbmann 1992). Die deutsche Perinatologie etwa dokumentiert ausgewählte Qualitätsindikatoren kontinuierlich und regelmäßig, läßt sie von einer Zentrale erfassen und meldet sie im Vergleich zu anderen Krankenhäusern an die jeweiligen ärztlichen Leistungserbringer zurück. Auf diesem Wege der freiwilligen Teilnahme an einer externen, anonymisierten Qualitätssicherung gelang es in der Geburtshilfe, die perinatale Mortalität in der Bundesrepublik von 19 auf 6‰ zu senken (Schneider et al. 1991). Andere Beispiele für externe Qualitätssicherung anhand von sog. Tracerdiagnosen finden sich auch in der Inneren Medizin, etwa für die fibrinolytische Therapie des Herzinfarktes oder in der Chirurgie für Gallensteinblasen, Schenkelhalsfrakturen oder Leistenhernien (Schega 1980).

Der Gesetzgeber hat mit den Vorgaben des Sozialgesetzbuches (SGB V) bereits seit dem 01.01.1989 bindend die Forderung an die Krankenhäuser gerichtet, „... sich an Maßnahmen zur Qualitätssicherung zu beteiligen. Die Maßnahmen sind auf die Qualität der Behandlung, der Versorgungsabläufe und der Behandlungsergebnisse zu erstrecken. Sie sind so zu gestalten, daß vergleichende Prüfungen ermöglicht werden" (§ 137 SGB V). Wenn trotz dieses politischen Anstoßes, der durch das Gesundheitsstrukturgesetz 1993 ergänzt wurde, und obwohl der Deutsche Ärztetag sich der Forderung des Gesetzgebers angeschlossen und jeden Arzt zur Teilnahme an qualitätssichernden Maßnahmen seiner Ärztekammer verpflichtet hat, die Aufnahmebereitschaft bisher eher gering blieb, so hat dies v.a. folgende Gründe: Zunächst einmal sind die bisherigen Qualitätssicherungsbemühungen der Ärzteschaft unzureichend anerkannt worden. Dann wurde die Qualitätssicherungsdebatte initial eingeengt auf den Aspekt von Kostensenkung. Weiterhin ist hierfür verantwortlich die unkritische Übertragung von Begriffen wie industriellen Warenproduktionen auf das weitaus kompliziertere System der medizinischen Krankenhausversorgung (s. oben). Schließlich ist die Drohung mit externer Reglementierung durch die Regierung und Kostenträger ebenso wie die Unklarheit der Kostenübernahme für die durch qualitätssichernde Maßnahmen entstehenden Kosten hierfür hauptverantwortlich.

Resümierend kann man jedoch feststellen, daß trotz dieser ungünstigen Randbedingungen doch innerhalb der Ärzteschaft in den letzten Jahren eine zunehmend intensivere Beschäftigung mit der Thematik „Qualitätssicherung" begonnen hat, die die Skepsis zunehmend in den Hintergrund treten läßt. Das breite Interesse von Ärzten, Kammern und Fachgesellschaften verdeutlicht die zunehmend an Boden gewinnende Überzeugung, daß Qualitätssicherung eine Chance beinhaltet, eigene professionelle Qualität nicht nur zu verbessern, sondern insbesondere auf einem gleichbleibend hohen Niveau zu halten und dieses auch nach außen, d.h. gegenüber Bevölkerung, Politikern und Kostenträgern transparent zu machen. Hierbei tritt Qualitätssicherung gegenüber dem Begriff des Qualitätsmanagement zunehmend in den Hintergrund (vgl. Abb. 4). Der aktuelle wissenschaftliche Kenntnisstand im jeweiligen Versorgungsbereich, Qualität der Personalausbildung und Verfügbarkeit materieller Ressourcen definieren in dem von Selbmann (1995) entwickelten Schema das zu einem gegebenen Zeitpunkt optimale Niveau von Qualität. Ein kontinuierliches Qualitätsmonitoring liefert fortlaufend Informationen darüber, wie weit der so definierte, „relative" Sollwert gegenwärtig erreicht wird und entscheidet somit über die Einleitung qualitätsverbessernder, respektive sichernder Maßnahmen. Umgekehrt ermöglicht die

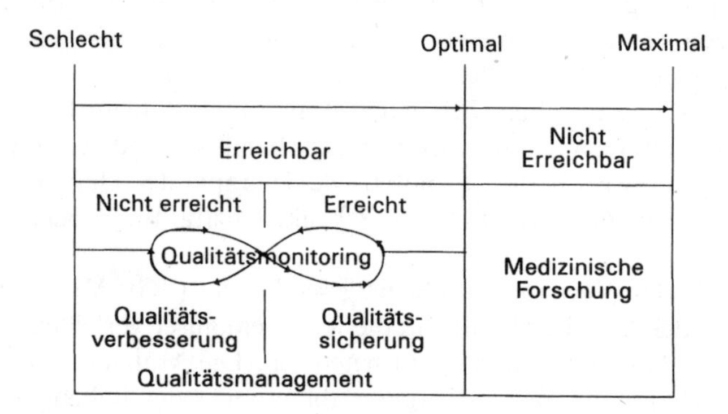

Abb. 4. Qualität der medizinischen Versorgung. (Modifiziert nach Selbmann 1995)

Sichtung unbefriedigender Ergebnisse medizinischer Versorgung trotz optimaler Realisierung diagnostischer und therapeutischer Maßnahmen die Formulierung von Forschungsfragen zur mittel- bis langfristigen Erreichung besserer Ergebnisse in der Versorgung der Patienten.

Literatur

Adams HW, Rademacher H (1994) Qualitätsmanagement. In: Heinz W, Adams HW, Rademacher H (Hrsg) Strategie, Struktur, Systeme. Frankfurter Allgemeine Zeitung, Verl.-Bereich Wirtschaftsbücher, Frankfurt am Main

Donabedian A (1980) Explorations in quality assessment and monitoring, vol I: The definition of quality and approaches to its assessment. Health Administration Press, Ann Arbor

Donabedian A (1982) Explorations in quality assessment and monitoring, vol II: The criteria and standard of quality. Health Administration Press, Ann Arbor

Haug H-J, Stieglitz R-D (1995) Qualitätssicherung in der Psychiatrie. Enke, Stuttgart

Kaltenbach T (1993) Qualitätsmanagement im Krankenhaus. Qualitäts- und Effizienzsteigerung auf der Grundlage des Total Quality Management, 2. Aufl. Bibliomed, Melsungen

Kordy H (1992) Qualitätssicherung, Erläuterungen zu einem Reiz- und Modewort. Z Psychosom Med 38: 310–324

Lohr KN (1988) Outcome measurement: Concepts and questions. Inquiry 25, (1): 37–50

Mattson MR (1992) Manual of psychiatric quality assurance. American Psychological Association, Washington, DC

Pietsch-Breitfeld B, Selbmann HK (1992) Qualitätssicherung am Beispiel der Perinatologie und Chirurgie. Z Orthopädie 130: 352–356

Schega W (1980) Qualitätssicherung in der Chirurgie. Therapiewoche 30: 57–61

Schneider KTM, Oettle W, Dumler EA, Schöffel J, Selbmann HK, Graeff H (1991) Klinikinterne, individuelle Leistungserfassung und geburtshilfliche Qualitätssicherung. Geburtsh Frauenheilkd 51: 431–436

Selbmann HK (1995) Konzept und Definition medizinischer Qualitätssicherung. In: Gaebel W (Hrsg) Qualitätssicherung im psychiatrischen Krankenhaus. Springer, Berlin Heidelberg New York Tokyo, S 3–10

Diskussion zu Vortrag 1

von Prof. Dr. M. Berger

N. N.
Aufgrund der angespannten Kostensituation ist schon heute gelegentlich die Tendenz zu beobachten, daß Krankenhäuser schwerkranke und damit teure Patienten abzuweisen versuchen. Wenn in Zukunft die Qualität der Krankenversorgung sogar veröffentlicht wird, dann sehe ich die Gefahr, daß Patienten mit klar erkennbarer schlechter Prognose von der stationären Behandlung möglicherweise ausgeschlossen werden.

Prof. Dr. M. Berger
Dieses Problem wird sicher auf die Medizin zukommen. Vor allem die Universitätskliniken klagen darüber, daß Krankenhäuser, die nicht zur Maximalversorgung gehören, schwer multimorbid Kranke nicht mehr behandeln wollen, sondern möglichst nur Patienten mit umschriebenen Krankheitsbildern, bei denen über die Abrechnung der Fallpauschalen ein Profit zu erwarten ist. Schwer kranke, komplizierte Patienten würden dann möglicherweise zunehmend in Krankenhäuser der Maximalversorgung abgeschoben, die dann wiederum einen so hohen Pflegesatz bekommen, daß sie für „Routinepatienten" nicht mehr attraktiv sind. Daraus könnte sich in zukunft eine beträchtliche Veränderung der Versorgungssituation ergeben.

Inwieweit diese Gefahr auch in der Psychiatrie besteht, ist momentan schwer zu überblicken. Immerhin sieht die Psychiatriepersonalverordnung doch einen gewissen Grundstandard vor. Bei den sog „psychosomatischen" Kliniken sehe ich aber durchaus das Problem, daß sie sich solche Patienten auswählen, die relativ billig zu behandeln sind, wodurch sich eine Verschiebung des Patientenkollektivs ergeben könnte.

N. N.
Die Debatte über die Qualitätssicherung findet ja auch vor dem Hintergrund der Kostensenkung statt. Gleichzeitig kostet aber die Qualitätssicherung auch eine ganze Menge, wie Sie ja auch ausgeführt haben. Sie bindet Zeit und Arbeitskraft für die interne Kontrolle der Prozeßqualität und des Managements. Das kann nicht zum Nulltarif gehen. Mir scheint, der Gesetzgeber schreibt hier etwas vor, ohne die Folgen für die Kostenträger zu berücksichtigen.

Prof. Dr. M. Berger
Ich stimme Ihnen völlig zu. In der Psychiatriepersonalverordnung sind Zeiten für Qualitätssicherung nicht vorgesehen. Das heißt, diese Leistung ist nicht aus der Routineausstattung zu erbringen. Bisher ist offten, wie das gemacht werden soll. Warum die Krankenkassen der Finanzierung von qualitätssichernden Maßnahmen bisher so zurückhaltend gegenüberstehen, ist mir nicht klar.

N. N.
Hinsichtlich der Fallpauschalen in der Psychiatrie äußern sich die Kostenträger bislang sehr zurückhaltend. Wie steht es in diesem Punkt im Ausland?

Prof. Dr. M. Berger
In den Vereinigten Statten gibt es Fallpauschalen auch für psychische Erkrankungen, allerdings auch mit ziemlich problematischen Konsequenzen. Ob in Deutschland die Fallpauschale für den depressiven Patienten kommen wird, weiß ich nicht. Im Moment sind das Bundesgesundheitsministerium und die entsprechenden Gremien noch vollauf damit beschäftigt, diese Dinge für die operativen Bereiche auszuarbeiten. Aber ich könnte mir vorstellen, daß in einer zweiten Etappe Fallpauschalen auch in der Psychiatrie zur Diskussion stehen.

2 Grundzüge der Qualitätssicherung in der Psychiatrie

W. Gaebel

Qualitätssicherung in der Medizin soll eine dem fachlichen Kenntnisstand und den vorhandenen Ressourcen entsprechend optimale Krankenbehandlung in allen Bereichen und in allen Ebenen der Versorgung sicherstellen. Im Bereich der Psychiatrie umfaßt sie alle Aspekte der Prävention, Diagnostik, Therapie und Rehabilitation psychischer Erkrankungen innerhalb eines gegliederten Versorgungssystems. Voraussetzung für die Durchführung qualitätsüberwachender und -sichernder Maßnahmen ist die Entwicklung von Standards und Leitlinien. Dieser Prozeß liegt wesentlich in Händen der wissenschaftlichen Fachgesellschaft, d. h. der Deutschen Gesellschaft für Psychiatrie, Psychotherapie und Nervenheilkunde (DGPPN). Hier haben sich drei einander ergänzende instrumentale Ansätze entwickelt: Der Begriff der Strukturqualität beschreibt die den diagnostischen und therapeutischen Zielsetzungen entsprechende Angemessenheit finanzieller, organisatorischer, technischer und personeller Ressourcen. Unter Prozeßqualität versteht man die Übereinstimmung diagnostischer und therapeutischer Interventionen mit dem aktuellen Stand medizinischen Wissens. Die Ergebnisqualität ist ein Maß für das tatsächliche Erreichen der therapeutischen Zielvorgaben. Bei der Entwicklung und Implementierung qualitätssichernder Maßnahmen müssen die durch das Umfeld vorgegebenen konzeptuellen, methodischen, organisatorischen und finanziellen Rahmenbedingungen berücksichtigt werden. Eine wesentliche Aufgabe bei der Entwicklung und Umsetzung qualitätssichernder Maßnahmen ist die inhaltliche und methodische Koordinierung der Aktivitäten der betroffenen Gremien und Institutionen.

2.1 Einleitung

Die Qualität medizinischer Versorgung bemißt sich nach dem wissenschaftlichen Niveau, dem ethischen Verantwortungsbewußtsein und dem Erfolg präventiver, (früh-)diagnostischer, therapeutischer und rehabilitativer Maßnahmen einschließlich ihrer gesundheitspolitischen und organisatorischen Rahmenbedingungen. Dabei spielt zunehmend auch die Berücksichtigung wirtschaftlicher Gesichtspunkte eine Rolle. Um Qualität *sichern* zu können, muß sie zunächst hergestellt werden. Hierzu müssen Qualitätsstandards definiert, Handlungsleitli-

Bayer-Tropon-Symposium, Bd. XI
Qualitätssicherung in der Psychiatrie
Hrsg. M. Berger u. W. Gaebel

nien operationalisiert sowie Methoden zur fortlaufenden Kontrolle, Sicherung und Verbesserung erreichter Qualität entwickelt und in die Praxis umgesetzt werden. Unter den gegenwärtigen Umstrukturierungen des Gesundheitswesens in der Bundesrepublik Deutschland mit einer zunehmenden Kosten/Nutzen-Orientierung ist die medizinische Profession einem zunehmenden Legitimationsdruck ihrer Leistungen durch Nachweis ihrer Notwendigkeit bei gleichzeitiger Wirksamkeit und Wirtschaftlichkeit ausgesetzt. Dieser Herausforderung muß sie sich aktiv stellen. Qualitätssicherung in der Medizin dient demnach der Garantie einer dem fachlichen Kenntnisstand und den vorhandenen Ressourcen entsprechenden optimalen Krankenbehandlung in allen Bereichen und auf allen Ebenen der Versorgung – auch in der Psychiatrie (Gaebel u. Wolpert 1994).

2.2 Konzeptuelle und methodische Vorbemerkungen

2.2.1 Konzept und Definitionen

Ein Konzept zur Qualitätssicherung (QS) in der Medizin setzt zunächst eine Definition von Qualität voraus (vgl. Gaebel 1995a). In einer operationalen Definition – "Quality is the degree of adherence to a standard" (Fifer 1980) – wird deutlich, daß Qualität nur im Hinblick auf vorgegebene Standards beurteilbar ist. Derartige Standards können prinzipiell aufgrund statistisch-quantitativer und/oder qualitativer Normen definiert werden. Konkret liegen ihnen z.B. die Ergebnisse kontrollierter Therapieevaluationen oder epidemiologischer Erhebungen zur Behandlungspraxis zugrunde, die allerdings durch populations- und settingspezifische Besonderheiten sowie durch Wertannahmen bezüglich therapeutischer Zielvorstellungen modifiziert und dem jeweils neuesten Erkenntnisstand angepaßt werden müssen (vgl. Linden 1994). Ärztliche Standards haben demnach grundsätzlich den Status von Handlungs*empfehlungen,* nicht jedoch von rigiden Vorschriften, und finden ihre Grenze an der ärztlichen Ermessens- und Therapiefreiheit (Buchborn 1993). Letztere ist keine Umschreibung für therapeutische Unverbindlichkeit, sondern Voraussetzung für individuell immer notwendige, aber möglichst rational zu begründende Abweichungen von gruppenstatistisch gültigen Behandlungsstandards, ohne die ärztliche "Kunst" zur "Technik" denaturiert und innovative Behandlungsmöglichkeiten verschlossen bleiben (Gaebel u. Wolpert 1994).

Bezüglich der Anwendungsbereiche werden Qualitätskontrolle und -sicherung üblicherweise anhand der folgenden instrumentellen Kategorien differenziert (vgl. Donabedian 1966):

- *Strukturqualität*: "Input" – auf die den diagnostischen und therapeutischen Zielsetzungen entsprechende Angemessenheit finanzieller, organisatorischer, technischer und personeller Ressourcen bezogen.
- *Prozeßqualität*: "Process" – auf die Übereinstimmung diagnostischer und therapeutischer Interventionen i.e.S. mit dem aktuellen Stand des Wissens bezogen.

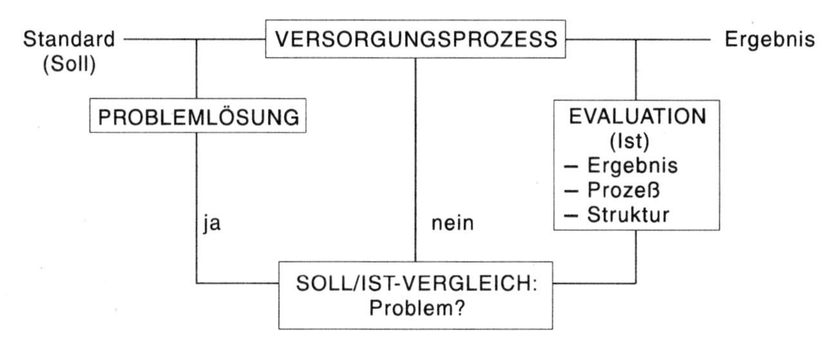

Abb. 1. Prozeßmodell der Qualitätssicherung

- *Ergebnisqualität:* "Outcome" – auf das Erreichen therapeutischer Zielvorgaben bezogen.

Medizinische Qualitäts*kontrolle* (Abb. 1) kann demnach in regeltechnischer Konzeption als der gesamte Vergleichsprozeß einer diagnostisch-therapeutischen Maßnahme (Istwert) hinsichtlich ihrer Bedingungen, Durchführungsmodalitäten und Ergebnisse mit einem definierten Standard/einer Leitlinie (Sollwert) aufgefaßt werden.

Qualitäts*sicherung* stellt in diesem konzeptuellen Kontext die bei festgestellter Abweichung von einem definierten Toleranzbereich durchgeführte Problemanalyse mit anschließender Problemlösung dar (Fifer 1980).

2.2.2 Gesetzliche Grundlagen in Deutschland

Neben berufsrechtlichen Ausführungen zur Qualität der ärztlichen Berufsausübung und Verpflichtung zur Qualitätssicherung in der ärztlichen Berufsordnung finden sich verbindliche Hinweise im Sozialrecht. Das Fünfte Buch Sozialgesetzgebung (SGBV) befaßt sich explizit mit der Qualitätssicherung u. a. der vertragsärztlichen Versorgung (§135), der ambulanten Vorsorgeleistungen und Rehabilitationsmaßnahmen (§135a) sowie der Krankenhausbehandlung (§137). Dabei gilt gemäß §70 als Grundlage einer qualitätsgerechten Leistung, daß "die Krankenkassen und die Leistungserbringer ... eine *bedarfsgerechte* und *gleichmäßige*, dem *allgemein anerkannten Stand der medizinischen Erkenntnisse entsprechende* Versorgung der Versicherten zu gewährleisten" haben, wobei die Versorgung "*ausreichend und zweckmäßig*" sein, "das *Maß des Notwendigen nicht überschreiten*" und "*wirtschaftlich erbracht*" werden soll.

Gemäß §137 SGBV sind beispielsweise "die nach §108 zugelassenen Krankenhäuser ... verpflichtet, sich an Maßnahmen zur Qualitätssicherung zu beteiligen. Die Maßnahmen sind auf die Qualität der Behandlung, der Versorgungsabläufe und der Behandlungsergebnisse zu erstrecken. Sie sind so zu gestalten, daß vergleichende Prüfungen ermöglicht werden."

Gemäß §112 SGBV regeln zweiseitige Verträge "Aufnahme und Entlassung der Versicherten" sowie "die Überprüfung der Notwendigkeit und Dauer der Krankenhausbehandlung". Erforderliche Inhalte der Aufnahmeanzeige sind in §301 SGBV geregelt und umfassen u.a. Aufnahmegrund, Einweisungs- und Aufnahmediagnose. §115a SGBV regelt die vor- und nachstationäre Behandlung im Krankenhaus. Vorstationäre Behandlung soll der Abklärung der Erforderlichkeit oder Vorbereitung einer vollstationären Behandlung, nachstationäre Behandlung der Sicherung oder Festigung des Behandlungserfolges dienen. Die Prüfung der jeweiligen Indikation stellt besondere Qualitätsanforderungen an die Aufnahme- und Entlassungsplanung und trägt dem Grundsatz "ambulant vor stationär" Rechnung.

Schließlich gibt es auch kassenarztrechtliche Grundlagen der QS, in deren Zusammenhang den sog. Qualitätszirkeln (s. unten) besondere Bedeutung zukommt.

2.2.3 Entwicklungsstand und Modelle

Nach den Instanzen der Qualitätssicherung kann dabei weiter zwischen *intern* und *extern* unterschieden werden. Selbstverständlich hat die Ärzteschaft auch bisher Maßnahmen zur Qualitätssicherung freiwillig und eigenständig durchgeführt, z.B. in den traditionellen Formen der internen Sicherung von Prozeßqualität im psychiatrischen Krankenhaus (Böhme et al. 1994). Auch in externe Maßnahmen ist sie bereits einbezogen gewesen, z.B. im Rahmen der Begehungskommissionen psychiatrischer Einrichtungen gemäß PsychKG. Grundsätzlich ist die institutionalisierte Implementierung einer internen, autonomen und fachbezogenen Organisationsform von QS-Programmen mit expliziten Kriterien in einem möglichst repräsentativen Beobachtungsfeld mit krankheitsarten- oder situationsorientierten Zugangsweisen zu bevorzugen (Eichorn 1987). Derartige Maßnahmen müssen auch künftig im Vordergrund stehen, sollen aber nach Vorstellung des Gesetzgebers (s. 2.2.) ebenfalls transparenter dargelegt und z. T. im Institutionsvergleich extern überprüfbar gemacht werden. Daneben stehen primär externe Modelle der Qualitätssicherung, wie sie bereits Mitte der 70er Jahre für die Peri-/Neonatologie, Gynäkologie und Allgemeinchirurgie in der Bundesrepublik Deutschland eingeführt wurden.

Dabei werden auf einem speziellen Erhebungsbogen qualitätsrelevante Items, z.B. zur chirurgischen Behandlung der Cholelithiasis (Patientenmerkmale, Risikofaktoren, Therapieverfahren, intraoperative Diagnostik, Operationsbefunde, Verlauf), in einem jährlichen Erhebungszeitraum erfaßt. Mit Hilfe von Sammelstatistiken können einerseits Trends erfaßt, andererseits mit Hilfe sog. Profile die Position jeder Klinik im Vergleich zum Durchschnitt oder einem vorgegebenen Standard dargestellt und zentral rückgemeldet werden. Auf diese Weise – zunächst anonym – identifizierte Schwachstellen dienen als Ausgangspunkt für die Analyse von Behandlungsmängeln und deren Behebung (Baur-Felsenstein 1994).

Bei all diesen Aktivitäten darf auf keinen Fall das Augenmaß für das Sinnvolle und Machbare verlorengehen.

2.3 Qualitätssicherung in der Psychiatrie

Anwendungsbereiche einer Qualitätssicherung in der Psychiatrie betreffen wie generell in der Medizin – auf den Ebenen der Gesundheitspolitik, der Gesundheitsprogramme, der Behandlungssettings (stationär - teilstationär/komplementär – ambulant), der therapeutischen Interventionsformen sowie der Behandlungsmaßnahmen bei spezifischen Erkrankungen (Bertolote 1993) – sowohl strukturelle (z.B. Versorgungssysteme, Institutionen, Personalausstattung), als auch prozedurale (z.B. praktische Umsetzung von Therapieleitlinien) und ergebnisorientierte Aspekte des Behandlungsprozesses (z.B. Evaluation von Therapieprogrammen).

In einer Reihe von Übersichtsarbeiten vorwiegend aus dem anglo-amerikanischen Raum wird die Thematik zusammenfassend dargestellt (z.B. Bertolote 1993; Faumann 1989, Liptzin 1974, 1991; Mattson 1984, Wölk 1994)."The Royal Australian and New Zealand College of Psychiatrists" (1982) sowie die Canadian Psychiatric Association (Cahn u. Richman 1985) haben Positionspapiere zur QS vorgelegt. Das Committee on Quality Assurance der American Psychiatric Association (APA) hat ein Manual of Psychiatric Quality Assurance herausgegeben (Mattson 1992), in dem z.B. Reviewkriterien für verschiedene psychiatrische Behandlungsinstitutionen und -methoden zusammengefaßt sind (s. unten). Ein Warnhinweis macht ausdrücklich darauf aufmerksam, daß es sich nicht um "Standards" handelt.

Ähnlich zurückhaltend äußert sich auch die APA (1989) in ihrem dreibändigen Therapiehandbuch "Treatment of Psychiatric Disorders", während sich in der 2. Auflage des zweibändigen Werks (Gabbard 1995) nurmehr ein Hinweis auf die Relativität der Standards einer Pharmakotherapie findet. Gleichwohl besteht die begründete Sorge, daß Standards justitiabel sein könnten – was sie aufgrund der immer erforderlichen individuellen Abwandlung nicht sind und deshalb auch besser von *Leitlinien* gesprochen werden sollte.

Die WHO (1991) hat in einem informellen Report Leitlinien zur Entwicklung von QS in der psychiatrischen Versorgung aufgestellt und Checklisten, Glossare und Dokumentationsbögen zur Qualitätsevaluation von Versorgungspolitik, Versorgungsprogrammen und Versorgungseinrichtungen entwickelt.

Qualitätsstandards werden auf allen Planungs- und Handlungsebenen von soziokulturellen Normen und ökonomischen Ressourcen mitgeprägt (Bertolote 1993). Es ist deshalb eine berechtigte Forderung der WHO, daß auch die Ansichten der unmittelbar (Patienten) und mittelbar Betroffenen (Angehörige) psychiatrischer Versorgung bei der Entwicklung und Implementierung von QS-Programmen künftig stärkere Beachtung finden sollten ("community participation", "consumerism").

Den wissenschaftlichen medizinischen Fachgesellschaften und ihrer Dachorganisation, der Arbeitsgemeinschaft wissenschaftlicher medizinischer Fachgesellschaften (AWMF), kommt eine besondere Bedeutung bei der Entwicklung von Qualitätsstandards und deren Umsetzung in die Praxis zu (Tabelle 1).

Dabei sind bei der Erstellung von Leitlinien bestimmte "Spielregeln" zu beachten, die verhindern sollen, daß fachlich nicht legitimierte Gruppierungen unzureichend abgestimmte "eigene" Leitlinien erstellen (vgl. Gaebel u. Falkai 1996). Bereits 1993 wurde seitens der Deutschen Gesellschaft für Psychiatrie, Psycho-

Tabelle 1. Beiträge der Wissenschaftlich-Medizinischen Fachgesellschaften zur Gestaltung des Qualitätsmanagements in der Medizin. (Aus Selbmann 1994)

- Indikatoren für die Qualität (Struktur, Prozeß, Ergebnis)
- Leitlinien für die Struktur und die Behandlung
- Anforderungen an eine qualitätsgesicherte Arbeitsstätte
- Neue Verfahren zur Qualitätsmessung und Qualitätsprüfung
- Modellprojekte
- Unterstützung bei der Verbreitung und Umsetzung von Qualitätsmanagement
- Evaluation
- Einbettung des Qualitätsmanagements in die Aus- und Weiterbildung
- Fortbildungsangebote in Qualitätsmanagement

therapie und Nervenheilkunde (DGPPN) ein Referat "Qualitätssicherung" gegründet (Gaebel u. Wolpert 1994). Zielsetzung des Referats ist die Entwicklung und Bereitstellung des erforderlichen konzeptuellen und instrumentellen Rüstzeugs für die Einführung qualitätssichernder Maßnahmen in verschiedenen Bereichen der psychiatrischen Versorgung. Erste Leitlinien werden im Laufe des Jahres 1996 öffentlich zur Diskussion gestellt.

Neben dieser als grundsätzliche Voraussetzung qualitätssichernder Maßnahmen dienenden Leitlinienentwicklung werden derzeit Modelle *interner* Qualitätssicherung am Beispiel der Qualitätszirkelarbeit in Nervenarztpraxen evaluiert (Berger et al. 1995; s. Beitrag Härter in diesem Band). Daneben werden für die Umsetzung des sich auf *externe* Qualitätssicherung beziehenden §137 SGBV in Anlehnung an das Vorgehen anderer medizinischer Fächer Maßnahmen der institutionsvergleichenden Qualitätssicherung für bestimmte "Tracerdiagnosen" entwickelt (zur Depression: vgl. Beitrag Wolfersdorf et al. in diesem Band, zur Schizophrenie: vgl. Gaebel et al. 1996).

2.3.1 Strukturqualität

Unter Struktur ist das quantitative und qualitative Gesamt an gesundheitspolitischen, organisatorischen, finanziellen, baulich-räumlichen, apparativen und personellen Ressourcen zu verstehen, die den gezielten Einsatz psychiatrischer Maßnahmen ermöglichen. Unterhalb der Ebene von Versorgungspolitik und Versorgungsprogrammen ist als übergeordnete Struktur das Versorgungssystem eines Landes/einer Region angesiedelt. Die Qualität des Versorgungssystems ergibt sich wesentlich aus einer definierten Kriterien genügenden Befriedigung des Versorgungsbedarfs (Rössler u. Salize 1995). Psychiatrischer Versorgungs*bedarf* definiert sich über die Morbidität und krankheitsbedingte soziale Behinderung in einer Region (Wing et al. 1992). Das darauf abgestimmte Versorgungs*angebot* ist an den Versorgungs*zielen* ausgerichtet und entfaltet sich in einem gegliederten Versorgungs*system*. Es orientiert sich an den übergeordneten Prinzipien der psychiatrischen Pflicht-/Vollversorgung, der Gemeindenähe sowie der Enthospitalisierung chronisch kranker Patienten (BAG der Träger Psychiatrischer Krankenhäuser 1990). Für den einzelnen Patienten geht es um die Garantie einer seiner

Erkrankung und seinen Lebensumständen angemessenen und nach heutigem Kenntnisstand optimalen Diagnostik, Behandlung und Nachsorge. Dieses Ziel ist nur durch konsequente Umsetzung expliziter Diagnostik- und Behandlungsleitlinien innerhalb adäquater regionaler Versorgungsstrukturen zu erreichen. Hierzu gehören z.B. im Klinikbereich auch sachgerechte Planungs- und Entscheidungsprozesse sowie Rechtsformen (Kukla 1995).

2.3.1.1 Versorgungsstrukturen

In der Bundesrepublik Deutschland hat die *Psychiatrie-Enquete* 1975 sowie die Expertenkommission 1988 entscheidende Anstöße zu einer strukturellen Qualitätsverbesserung des psychiatrischen Versorgungssystems gegeben. Längst nicht alle Strukturkonzepte wurden allerdings seitdem umgesetzt (Rössler u. Riecher 1992). Zur Strukturqualität in psychiatrischen sowie in kinder- und jugendpsychiatrischen Kliniken liegen Kriterien vor (BAG der Träger Psychiatrischer Krankenhäuser 1990, BAG der Leitenden Ärzte kinder- und jugendpsychiatrischer Kliniken und Abteilungen 1993a), die bei entsprechender Operationalisierung in der Qualitätssicherung eingesetzt werden könnten. Ähnliche Instrumente wurden von der WHO (1991) vorgelegt.

Im Rahmen der durch wachsende Fachkenntnisse und/oder organisatorische Bedürfnisse notwendigen Spezialisierung in der Psychiatrie ist die Entwicklung von Leitlinien zur Strukturqualität einzelner Elemente des *Versorgungssystems,* wie z.B. für komplementäre und ambulante Einrichtungen (APA 1992; WHO 1991; Wilson 1992; Wilson u. Phillips 1992b), sowie deren regionalisiertem *Sektorbezug* noch nicht ausreichend geleistet worden. Dies gilt auch – unter Bezug auf die anhaltende Diskussion um die Vor- und Nachteile von Durchmischung oder Spezialisierung – für *Fachabteilungen* und *Spezialstationen*, z.B. in der Erwachsenenpsychiatrie (Böhme et al. 1994; Gaebel 1995b), Kinder- und Jugendpsychiatrie (BAG der Leitenden Ärzte kinder- und jugendpsychiatrischer Kliniken und Abteilungen (1993b), Gerontopsychiatrie (Moak 1990) und im Suchtbereich (Miller u. Phillips 1992). Vergleichende Evaluationen intra- und extramuraler *Settings* – auch unter Berücksichtigung wirtschaftlicher Gesichtspunkte – kommen ebenfalls zu kontroversen Ergebnissen (Häfner u. an der Heiden 1994; Brenner 1995). Ideologische Strukturkontroversen sind im Augenblick eher durch ein pragmatisches "anything goes" abgelöst (Finzen 1974).

Weitestgehend unerforscht sind schließlich auch die Einflüsse von *baulich-räumlichen* Gegebenheiten, *technischer* Ausstattung und *organisatorischen Strukturen* auf die Ergebnisqualität.

2.3.1.2 Personalstruktur/Psychiatrie-Personalverordnung

Der Erlaß der Psychiatrie-Personalverordnung (Psych-PV) im Jahre 1991 war ein wesentlicher Schritt zur Optimierung der Prozeßqualität durch leistungsbezogene Bemessung der *Personalstruktur* psychiatrischer Kliniken (Kunze u. Kaltenbach

1994). Eine qualitätsspezifische Evaluation dieser Zusammenhänge steht zunächst noch aus, ist aber gemäß §4 (4,2) der Verordnung (BGBI. 1990) grundsätzlich gefordert: "Die Vertragsparteien schließen ... Rahmenvereinbarungen, die eine Prüfung ermöglichen, ob die Personalausstattung nach dieser Verordnung in ein entsprechendes Behandlungsangebot umgesetzt wurde."

Dem Medizinischen Dienst der Krankenversicherer (MDK) kommt gemäß §275 SGBV in Fragen der QS ebenso wie bei der Zuordnung von Patienten zu den Behandlungsbereichen nach §4 der Psych-PV, aber auch bei der qualitativen Umsetzung der Psych-PV eine Beratungs- und Kontrollfunktion zu (Banaski et al. 1993). Überlegungen zu einem vom MDK anzuwendenden Prüfkatalog zur qualitativen Verbesserung des Behandlungsangebots durch die Personalaufstockung der Psych-PV wurden bereits vorgelegt (Kunze et al. 1994).

2.3.1.3 Weiterbildung

Weiteres jüngstes Beispiel zur Verbesserung der Strukturqualität ist die Verbesserung der ärztlichen Weiterbildungsqualität durch Neuordnung der gebietsärztlichen *Weiterbildungsordnung* mit Schaffung eines Gebietsarztes für Psychiatrie und Psychotherapie (Berger 1993). Fachgerechte Weiterbildung ist die Voraussetzung für eine gute Prozeßqualität (Klieser et al. 1995). Noch unklar in ihren Auswirkungen auf die Versorgungslandschaft ist allerdings die mit der Weiterbildungsordnung eingetretene weitere Diversifizierung der Angebotsstruktur durch Schaffung neuer Gebietsdisziplinen (Psychotherapeutische Medizin). Von Bedeutung ist in diesem Zusammenhang auch die fachgerechte Ausgestaltung der künftigen psychiatrisch-psychotherapeutischen *Ausbildung* des Mediziners im Rahmen der Novelle zur ärztlichen Approbationsordnung. Selbstverständlich gelten entspechende Überlegungen auch für die *Fortbildung* ärztlicher und anderer in der Psychiatrie tätiger Professionen.

2.3.2 Prozeßqualität

Unter Prozeßqualität wird die Gesamtheit diagnostischer und therapeutisch-rehabilitativer Maßnahmen hinsichtlich ihrer Kongruenz zwischen expliziten Leitlinien/Standards und konkreten Durchführungsmodalitäten verstanden.

2.3.2.1 Diagnostik

Die Einführung und Weiterentwicklung operationaler *Diagnosesysteme* (z.B. DSM-IV (APA 1994a), ICD-10 (Dilling et al. 1992)) ist ein wichtiger Schritt zur Verbesserung der diagnostischen Prozeßqualität. Entsprechend der Mehrdimensionalität der Ursachen, Bedingungen und Therapiemöglichkeiten psychiatrischer Erkrankungen ist in der Regel eine *Zusatzdiagnostik* erforderlich, die dem fortschreitenden ätiopathogenetischen Kenntnisstand und der Entwicklung moderner Diagnostik entspricht. Neben testpsychologischen Methoden, z.B. zur Persönlichkeits-, Intelligenz- oder neuropsychologischen Diagnostik, ist hier auch eine differenzierte Somatodiagnostik zu erwähnen, die beispielsweise bei schizophrenen Ersterkrankungen voll zum Einsatz kommt (vgl. Gaebel 1995b). Zur Qualitätssilcherung der Diagnostik dienen Supervision, Weiterbildungs- und Fallkonferenzen sowie regelmäßige Ratertrainings.

2.3.2.2 Plazierung im Versorgungssystem

Unter dem Aspekt der Plazierung psychiatrischer Patienten im Versorgungssystem gewinnt die Operationalisierung von stationären Aufnahmekriterien und solchen zur Aufenthaltsdauer, z.B. im stationären Bereich (Prunier u. Buongiorno 1989), besondere Bedeutung. Aufnahmeindikation, prästationäre Diagnostik und Therapie, innerklinische Plazierung in Spezialabteilungen und -stationen (vgl. 3.1.1.), stationäre Diagnostik und Therapie, Gesamtbehandlungsplan (Munich 1990; Munich et al. 1990), psychiatrische Krankengeschichte (van Vort u. Mattson 1989), Charakteristika des "Stationsklimas" (Collins et al. 1984), Entlassungsplanung, poststationäre Therapie und Nachsorge einschließlich katamnestischer Untersuchungen können sämtlich zum Ausgangspunkt von Qualitätsüberlegungen im psychiatrischen Krankenhaus und seinem Versorgungsumfeld gemacht werden (Gaebel 1995b).

2.3.2.3 Therapieformen

Psychiatrische Therapie umfaßt ein Spektrum verschiedener *Therapieformen* (Tabelle 2), deren korrekter Einsatz durch qualitätskontrollierende Maßnahmen zu sichern ist.

Neben empirisch nachweislich hochwirksamen Therapiemethoden finden allerdings auch eine Reihe unzureichend evaluierter Methoden klinische Anwendung (vgl. Grawe et al. 1994). Hier ist die Entwicklung einer empirischen Qualitätsbasis eine wichtige Zukunftsaufgabe.

Behandlungsstandards und Möglichkeiten der Qualitätskontrolle sind bisher in der psychiatrischen Pharmakotherapie am weitesten entwickelt. Sie hat somit Vorbildcharakter für die Entwicklung psychiatrischer Behandlungsstandards und wissenschaftlicher Methoden der Therapieevaluation.

Seitens der DGPPN werden derzeit Leitlinien zu verschiedenen Therapieformen, z.B. Psychotherapie (Gray 1992), Psychopharmakotherapie (Kane et al. 1992) und Elektrokrampftherapie (Weiner u. APA 1992) adaptiert bzw. neu entwickelt.

Donabedian (1988) unterscheidet einen technischen von einem interpersonellen Aspekt ärztlichen Handelns, die zusammen den therapeutischen Prozeß konstituieren. Technische Aspekte, die Wissen, fachspezifische Urteilsfähigkeit und Fertigkeiten umfassen, sind vorrangiger Bestandteil von Praxisstandards, die auf empirischen Befunden und Konsensbildung beruhen. Insbesondere in der Psychiatrie ist ihre Umsetzung in einen Kontext interpersoneller Handlungs-

Tabelle 2. Psychiatrische Therapieverfahren

Somatotherapie
- Pharmakotherapie
- Schlafentzugsbehandlung
- EKT
- Lichttherapie
- Internistische Begleitbehandlung

Psychotherapie (Einzel-/Gruppenverfahren)
- Therapeutisches Basisverhalten
- Kognitive Verhaltenstherapie
- Tiefenpsychologische Verfahren
- Interpersonale Therapie
- Andere empirisch belegte Verfahren

Entspannungsverfahren
- Autogenes Training
- Progressive Relaxation

Soziotherapie

Sozialarbeiterische Beratung

Andere Therapien
- Psychiatrische Pflege
- Ergotherapie
- Psychologische Trainingsprogramme
- Training lebenspraktischer Kompetenz
- Angehörigenarbeit
- Kreativtherapien
- Freizeit- und Kommunikationsangebote
- Laienhilfe
- Bewegungstherapie
- Physiotherapie

Kombinationstherapien

kompetenz eingebettet, die ihrerseits "technische" Qualität besitzt. Patienten und Angehörige mögen die interpersonelle Qualität ärztlichen Handelns in den Vordergrund stellen – ohne entsprechende technische Qualität dürfte sie aber für die Beurteilung der therapeutischen Prozeßqualität unzureichend sein.

2.3.2.4 Behandlung einzelner Krankheitsbilder

Bei der Behandlung einzelner Krankheitsbilder ergibt sich die Notwendigkeit einer Abstimmung aller therapeutischen Maßnahmen in einem *Gesamtbehandlungsplan* (Munich 1990; Munich et al. 1990). Dieser strukturiert das therapeutische Vorgehen inhaltlich und zeitlich unter Berücksichtigung der Behandlungsprognose. Zu einer Reihe von Krankheitsbildern liegen Behandlungsleitlinien vor, so z.B. zu schizophrenen Erkrankungen (APA 1989; APA 1994a; Andrews et al. 1986; Kissling 1991), Depressionen (Armstrong u. Andrews 1986; Rush 1993) und Eßstörungen (Wilson u. Phillips 1992b). Die American Psychiatric Association hat bereits mehrere Leitlinien, u. a. zur Behandlung von Patienten mit bipolaren affektiven Störungen (APA 1995) und depressiven Störungen (APA 1993) vorgelegt. Die DGPPN bereitet derzeit Leitlinien zur Diagnostik und

Therapie von schizophrenen Störungen, Depressionen, Demenzen und Abhängigkeitserkrankungen vor.

Die Einbettung psychischer Erkrankungen in die individuelle Lebensgeschichte mit dementsprechend variablen Verläufen erfordert individualisierte Behandlungspläne, die die Anwendung pauschalierter Abrechnungskonzepte/Fallpauschalen ausschließen (Crome u. Kruckenberg 1994). Die Vereinbarung von Fallpauschalen hat deshalb vor der Psychiatrie bisher haltgemacht.

2.3.3 Ergebnisqualität

Ergebnisqualität kann als das Ausmaß an Kongruenz zwischen Behandlungziel (Soll) und Behandlungsergebnis (Ist) definiert werden. Sie ist zweifellos die wichtigste Größe in der Qualitätssicherung. Ergebnisqualität spiegelt am ehesten das Zusammenspiel von Struktur- und Prozeßqualität der Versorgung wider und stellt daher einen vor allem für Patienten und Angehörige, aber auch für Kostenträger wesentlichen Qualitätsindikator dar. Andererseits steht Ergebnisqualität selbst unter optimalen Behandlungsbedingungen und lege artis durchgeführter Therapie nicht notwendigerweise in linearer Abhängigkeit zu diesen Eingangsgrößen, sondern wird durch eine Fülle von Moderatorvariablen (z.B. Spontanprognose, Krankheitsschweregrad, Alter, soziales Umfeld) mitbestimmt, die das Behandlungsergebnis trotz optimaler Voraussetzungen suboptimal ausfallen lassen können. Analysen der Ergebnisqualität müssen daher den Einfluß derartiger Variablen unbedingt berücksichtigen (Faumann 1989) - vor allem beim Ergebnisabgleich zwischen verschiedenen Institutionen, die sich in den Merkmalen ihrer Inanspruchnahmeklientel erheblich unterscheiden können. Optimale Struktur- und Prozeßqualität nach gängigen Standards kann daher grundsätzlich nur die Wahrscheinlichkeit eines optimalen Therapieergebnisses erhöhen (Schyve u. Prevost 1990). Wenn ein Behandlungsergebnis suboptimal ausfällt, wird in aller Regel zu prüfen sein, ob Therapievoraussetzung und -durchführung definierten Qualitätskriterien genügen. Aus Ökonomiegründen wird diese Überprüfung erst dann einsetzen, wenn das Behandlungsergebnis außerhalb eines definierten Toleranzbereichs liegt.

2.3.3.1 "Outcome"

Eine differenzierte Erfassung von Ergebnisqualität in der Psychiatrie hat die Mehrdimensionalität des Outcome psychischer Erkrankungen zu berücksichtigen. Konzeptualisierungen zur "*Lebensqualität*" (z.B. Awad 1992) berücksichtigen vor allem auch das Patientenurteil in der Ergebnisqualität. Die Patientenorientierung spielt eine zunehmende Rolle in der Qualitätssicherung (Leimkühler 1995). Allerdings müssen hierbei diagnostische Interaktionen berücksichtigt werden, deren Ursache noch unklar ist (Kelstrup et al. 1993). Outcome-Forschung stellt eine wichtige Voraussetzung qualitätssichernder Maßnahmen dar (Möller et al. 1995).

2.3.3.2 Verweildauer

Ein globales Effizienzmaß stationärer Behandlung ist die *Verweildauer* in psychiatrischen Institutionen. Naturgemäß ist diese Meßgröße mehrfach determiniert und somit kein eindeutiger Indikator der Ergebnisqualität (Gaebel 1995c). Kurze Verweildauern reflektieren nicht notwendig eine erfolgreichere Behandlung als lange Verweildauern – und umgekehrt. Patientenstruktur und regionale Versorgungsbesonderheiten spielen eine konfundierende Rolle, ohne deren Berücksichtigung Fehlschlüsse unvermeidlich sind (vgl. Böhme et al. 1994). Als relativ einfach zu erhebende Meßgröße kann dieser Indikator aber in einem internen Qualitätssicherungsprozeß als Ausgangspunkt eines "auditing" mit Klärung der Bedingungen beispielsweise sehr langer Verweildauern bei definierten Diagnosegruppen dienen.

2.3.3.3 Besondere Vorkommnisse

Aufgrund der Komplexität der Ergebnisqualität wird häufig ein sog. Risikomanagement bevorzugt, das sich auf unerwünschte *Patientenereignisse* wie stationäre Zwischenfälle, Unfälle und Behandlungskomplikationen (Liptzin 1991; Way et al. 1985) mit dem Ziel ihrer Prävention (Clements et al. 1985; DGS 1993; Kibbee 1988) bezieht (vgl. Gaebel 1995b). Selbstverständlich erlauben derartige Indikatoren nur eine relativ globale Abschätzung der Versorgungsqualität, die bei retrospektiver Analyse u. U. erst nach erheblicher Latenz zu Qualitätsverbesserungen führt. Dies gilt auch für das sog. "drug monitoring" (Cole u. Katz 1988; Helmchen et al. 1985; Molnar u. Feeney 1985), sofern es nicht "on-line" durchgeführt wird und unmittelbare Konsequenzen nach sich zieht.

2.3.4 Methodik und Durchführung qualitätssichernder Maßnahmen in der Psychiatrie

2.3.4.1 Entwicklung von Leitlinien

Qualitätssicherung erfordert die Entwicklung von Leitlinien in Diagnostik und Therapie für verschiedene Settings, Krankheitsbilder und Behandlungsmethoden unter Struktur-, Prozeß- und Ergebnisaspekt. Dabei spielen normative und empirisch-statistische Gesichtspunkte eine Rolle. Natürlich sollte das Rad nicht neu erfunden werden - vor allem im Bereich der Prozeß- und Ergebnisqualität geht es um die Zusammenstellung gesicherter Erkenntnisse anhand des Standes der Wissenschaft, dessen Diskussion durch Experten, die Berücksichtigung der Expertise von Praktikern aus verschiedenen Bereichen des Versorgungssystems sowie eine abschließende Konsensbildung. Dies ist Aufgabe der Fachgesellschaften. Wesentlich ist die anschließende Umsetzung in Aus-, Fort- und Weiterbildung sowie die Entscheidung für geeignete Indikatoren im Rahmen qualitätssichernder Maßnahmen (Faumann 1989).

2.3.4.2 Organisation

Qualitätspolitik, Qualitätsmanagement, Qualitätssicherungssystem und Qualitätslenkung sind Schlüsselbegriffe für die Organisation und Durchführung qualitätssichernder Maßnahmen (DIN ISO 8402) (DIN e.V. 1992). Maßnahmen zur internen QS müssen als selbstverständliche Verpflichtung aller Beteiligten begriffen werden. Verantwortung für Qualität und deren Sicherung ist "Chefsache", sie muß aber dezentral, "vor Ort" umgesetzt werden. Die Durchführung interner wie externer Qualitätssicherungsmaßnahmen ist nur bei Vorliegen entsprechender Organisationsstrukturen möglich. Im Krankenhaus wird Qualitätssicherung folgerichtig als Teil eines "total quality management" (z.B. Eichhorn 1987, Kaltenbach 1991) aufgefaßt. Nach den DIN ISO Normen 8402 und 9000–9004 umfaßt das Qualitätsmanagement "alle Tätigkeiten, mit denen die Qualitätsphilosophie, die Qualitätsziele und Verantwortungen festgelegt sowie diese durch Qualitätsplanung, Qualitätslenkung (-kontrolle), Qualitätssicherung und Qualitätsverbesserung verwirklicht werden" (vgl. Selbmann 1995). Dabei kommen spezielle Organisationsformen, z.B. die Einführung von Qualitätsbeauftragten und -kommissionen sowie Qualitätszirkeln – letztere auch in Nervenarztpraxen (s. oben) – als Modell partizipativer Gruppenarbeit (Antoni 1990), zur Anwendung.

Primär sollten Problemlösungen angezielt werden. Die Toleranzbereiche einzelner Indikatoren können entweder aus empirisch-epidemiologischen Daten, durch Institutionsvergleich oder Expertenkonsens gewonnen werden. Den Fällen, die außerhalb definierter Grenzen liegen, muß nachgegangen werden, Problemlösungen müssen konzipiert, in die Praxis umgesetzt und evaluiert werden.

Weitere Voraussetzung einer internen wie externen Qualitätssicherung sind adäquate Methoden der Datenverarbeitung im Rahmen eines qualifizierten Informationsmanagement (Craig u. Mehta 1984; Smith 1992; Schröder 1993). Nur wenn die Daten jederzeit in nutzergerechter Form abrufbar sind – eine Voraussetzung nicht zuletzt für die Motivation aller die Qualität beeinflussenden Mitarbeiter –, ist das vorhandene Informationspotential für eine prospektive Qualitätsplanung und -kontrolle einsetzbar.

Qualitätssichernde Maßnahmen selbst sind nicht kostenneutral zu implementieren. Der 96. Deutsche Ärztetag hat dementsprechend gefordert, daß neueingeführte Qualitätssicherugsmaßnahmen außerhalb der mit dem Gesundheitsstrukturgesetz eingeführten Budgetierung bestritten werden müssen. Im gesundheitspolitischen Programm der deutschen Ärzteschaft (Deutscher Ärztetag 1994) wird darauf hingewiesen, daß Qualität "ihren Preis" hat, der über eine Verankerung von Verpflichtungen im Sozialgesetzbuch hinaus angemessen berücksichtigt werden muß. Hier sind viele Fragen noch unbeantwortet.

2.3.4.3 Dokumentation

Voraussetzung für ein effizientes Qualitätsmanagement ist eine den üblichen Gütekriterien (Reliabilität, Objektivität, Validität) genügende Dokumentation.

Unter stationären Behandlungsbedingungen ist die psychiatrische Krankengeschichte das zentrale *Dokumentationsinstrument* für alle am Patienten durchgeführten Erhebungen, Beobachtungen, therapeutischen Maßnahmen und Behandlungsresultate (vgl. Gaebel 1995b). Als Dokument von Therapieprozessen und Behandlungsergebnissen und somit als Quelle für Qualitätsanalysen ("medical audit") ist sie aufgrund ungenügender Standardisierung jedoch nur bedingt zu gebrauchen. Für die Erfassung psychopathologischer Verläufe ist der Einsatz standardisierter Erhebungsinstrumente möglich (z.B. AMP 1995; Schaub 1994), ist aber unter Routinebedingungen bisher weitgehend auf Universitätskliniken beschränkt. Eine am Minimalkatalog einer psychiatrischen Basisdokumentation (BADO, Dilling et al. 1983) orientierte neue Basisdokumentation für den Einsatz im stationären Bereich ist auf Fragen der Qualitätssicherung zugeschnitten (Cording 1995; Cording et al. 1995) und erlaubt u. a. die Erfassung von Strukturdaten (z.B. Einzugsbereich, Krankenhaustyp, regionale Versorgungsqualität, Patientenstruktur), Prozeßdaten (z.B. Diagnostik, Therapie) und Ergebnisdaten (z.B. Therapieverlauf, Outcome). Unter vergleichbaren Voraussetzungen (z.B. vergleichbare Patientenstruktur) erlaubt ein solches Instrument externe Qualitätsvergleiche zwischen verschiedenen Kliniken. Sein flächendeckender Einsatz wird von der DGPPN dringend empfohlen.

2.3.4.4 Forschungsbedarf

Forschung ist Voraussetzung qualitätssichernder Maßnahmen, einerseits als Grundlage des sich weiterentwickelnden wissenschaftlichen Erkenntnisstandes, andererseits zur Evaluation der Umsetzung von Leitlinien in die Versorgungspraxis (Faumann 1990).

Grimshaw u. Russell (1993) kommen anhand einer Literaturübersicht zu der Schlußfolgerung, daß der Einsatz klinischer Leitlinien in der Medizin desto effektiver, d. h. ergebnisrelevanter ist, je mehr es sich um interne, direkt patientenbezogene und krankheitsspezifische edukative Programme handelt.

In der Psychiatrie als einem ideologisch besonders anfälligen Fach ist die Weiterentwicklung einer empirisch abgesicherten Handlungsbasis besonders wichtig, wenn auch besonders schwierig und zeitaufwendig. Die Einführung für die Qualitätssicherung erforderlicher Dokumentationssysteme stellt – unter Berücksichtigung datenschutzrechtlicher Probleme – nicht zuletzt auch eine Grundlage epidemiologischer (Versorgungs-)Forschung dar. Auch die dringend notwendige Erforschung von Patientengruppen, die überwiegend in nichtuniversitären Einrichtungen versorgt werden, wird damit eher ermöglicht (Klein 1994). Darüberhinaus kann der Prozeß interner Qualitätssicherung auch eine Behandlungskultur fördern, die einer rationaleren Durchdringung des therapeutischen Prozesses und damit dessen Optimierung dienlich ist.

Abgesehen davon erfordert auch Forschung selbst die Anlegung von Qualitätsmaßstäben, wobei ganz ähnliche Kriterien wie in der klinischen Qualitätssicherung angelegt werden können (Falkai et al. 1995).

2.4 Ausblick

Eine wesentliche Aufgabe bei der Entwicklung und Umsetzung qualitätssichernder Maßnahmen ist die inhaltliche und methodische Koordinierung der Aktivitäten verschiedener Gremien und Institutionen. Die praktische Umsetzung der vorgenannten Überlegungen erfordert ein konzertiertes Vorgehen mit unterschiedlicher Zeitstruktur: Zum einen geht es um den mittelfristigen Prozeß einer detaillierteren Ausformulierung von Leitlinien zur Diagnostik und Therapie spezieller Erkrankungen sowie zur Durchführung spezieller Behandlungsformen, zum anderen um die kurzfristige Einführung eines praktikablen Dokumentationssystems (BADO). Parallel zu diesen Aktivitäten müssen qualitätssichernde Strukturen (z.B. Qualitätszirkel, Qualitätskonferenz etc.) zur internen QS aufgebaut werden. Dabei müssen leerlaufende Betriebsamkeit, kontraproduktive Kompetitivität oder zu hochgesteckte Ziele vermieden werden.

Literatur

American Psychiatric Association (APA) (1989) Treatments of psychiatric disorders. A Task Force Report of the APA, vol. 1–3. APA, Washington DC

American Psychiatric Association (APA) Task Force (1992) Guidelines for psychiatric practice in community mental health centers. In: Mattson MR (ed) Manual of Psychiatric Quality Assurance. A report of the American Psychiatric Association Committee on quality assurance. APA, Washington DC, pp 215–218

American Psychiatric Association (APA) (1993) Practice guideline for major depressive disorder in adults. APA, Washington DC

American Psychiatric Association (APA) (1994a) Practice guideline for treatment of patients with schizophrenia, work group on schizophrenia Draft 2/94

American Psychiatric Association (APA) (1994b) Diagnostic and statistical manual of mental disorders, 4 (DSM-IV). APA, Washington DC

American Psychiatric Association (APA) (1995) Practice guideline for treatment of patients with bipolar disorder. APA, Washington DC

AMP (1995) Das AMDP-System. Manual zur Dokumentation psychiatrischer Befunde. Hogrefe, Verlag für Psychologie, Göttingen

Andrews S, Vaughan K, Harvey R et al. (1986) A survey of practising psychiatrists' views on the treatment of schizophrenia. Br J Psychiatry 149: 357–364

Antoni CH (1990) Qualitätszirkel als Modell partizipativer Gruppenarbeit. Huber, Bern Stuttgart Toronto

Armstrong MS, Andrews G (1986) A survey of practising psychiatrists' views on treatment of the depressions. Br J Psychiatry 149: 742–750

Awad A (1992) Quality of life of schizophrenic patients on medications and implications for new drug trials. Hosp Commun Psychiatry 43: 262–265

Banaski D, Flachsmeyer E, Grundig E, Henskes S, Leuffert U (1993) Der Einsatz des MDK bei der Umsetzung der Psychiatrie-Personalverordnung (Psych-PV) - Erfahrungsbericht. Gesundheitswesen 55: 493–499

Baur-Felsenstein M (1994) Qualitätssicherung aus der Sicht der Selbstverwaltung. Arzt und Krankenhaus 1/94: 24–28

Berger M (1993) Der neue Facharzt für Psychiatrie und Psychotherapie. Spektrum 22: 4–9

Berger M, Barth-Stopik A, Gaebel W (1995) Qualitätszirkel in der ambulanten psychiatrisch-psychotherapeutischen Versorgung. Spektrum 5: 217–219

Bertolote JM (1993) Quality assurance in mental health care. In: Sartorius N, De Girolamo G, Andrews G, German GA, Eisenberg L (eds) Treatment of mental disorders. A review of effectiveness. WHO, American Psychiatric Press Washington London, pp 443–461

BMJFFG (Bundesministerium für Jugend, Familie, Frauen und Gesundheit) (1988) Empfehlungen der Expertenkommission der Bundesregierung zur Reform der Versorgung im psychiatrischen und psychotherapeutisch/psychosomatischen Bereich, Bonn

Böhme K, Cording C, Ritzel G, Spengler A, Trenckmann U (1994) Thesen zur Qualitätssicherung (QS). Spektrum Psychiatrie u. Nervenheilkd 23: 58–62

Brenner H D (1995) Stand der Diskussion zur Kosten-Effektivitätsfrage in der Gemeindepsychiatrie und Klinikpsychiatrie. Schweiz Arch Neurol Psychiatr 1: 24–32

Buchborn E (1993) Der Ärztliche Standard. Dtsch Ärztebl 90, Heft 28/29: B-1446–1449

Bundesarbeitsgemeinschaft (BAG) der Träger Psychiatrischer Krankenhäuser (1990) Zielsetzungs- und Orientierungsdaten psychiatrischer Krankenhäuser. Landschaftsverband Rheinland, Köln

Bundesarbeitsgemeinschaft der Leitenden Ärzte kinder- und jugendpsychiatrischer Kliniken und Abteilungen (1993a) Zielsetzungs- und Orientierungsdaten kinder- und jugendpsychiatrischer Kliniken und Abteilungen. Landschaftsverband Rheinland, Köln

Bundesarbeitsgemeinschaft der Leitenden Ärzte kinder- und jugendpsychiatrischer Kliniken und Abteilungen (1993b) Entwurf für ein Konzept zur Qualitätssicherung im kinder- und jugendpsychiatrischen Krankenhaus (Stand 7/1993). Unveröffentlichtes Manuskript

Bundesgesetzblatt (BGBI) (1990) Verordnung über Maßstäbe und Grundsätze für den Personalbedarf in der stationären Psychiatrie (Psychiatrie-Personalverordnung – Psych-PV). Bundesgesetzblatt, Jahrgang 1990 I, S. 2930–2939

Cahn C, Richman A (1985) Quality assurance in psychiatry. Can J Psychiatry 30: 148–152

Clements CD, Bonacci D, Yerevanian B et al. (1985) Assessment of suicide risk in patients with personality disorder and major affective diagnosis. QRB 11: 150–154

Cole JO, Katz DL (1988) Drug therapy monitoring in a private psychiatric hospital: a consideration of its risks and benefits. McLean Hospital J 13: 114–157 (1988)

Collins JF, Ellsworth RB, Casey NA et al. (1984) Treatment characteristics of effective psychiatric programs. Hosp Commun Psychiatry 35: 601–605

Cording C (1995) Basisdokumentation und Ergebnisqualität. In: Gaebel W (Hrsg) Qualitätssicherung im psychiatrischen Krankenhaus. Springer, Wien, S 173–181

Cording C, Gaebel W, Spengler A et al. (1995) Die neue psychiatrische Basisdokumentation. Eine Empfehlung der DGPPN zur Qualitätssicherung im (teil-)stationären Bereich. Spektrum Psychiatrie u Nervenheilkd 1: 3–41

Craig TJ, Mehta RM (1984) Clinician-computer interaction: Automated review of psychotropic drugs. Am J Psychiatry 141: 267–270

Crome A, Kruckenberg P (1994) Zukünftige Gestaltung der Pflegesätze im Bereich stationärer psychiatrischer Einrichtungen. Spektrum 23: 13–16

Deutsche Gesellschaft für Suizidprävention (DGS) (1993) Leitlinien zur Organisation von Krisenintervention. Köhler, Harsum

Deutscher Ärztetag (1994): Gesundheitspolitisches Programm der deutschen Ärzteschaft (Blaues Papier). Dtsch Ärztebl (Supplement) 24: 1–42

Deutscher Bundestag (1975): Bericht über die Lage der Psychiatrie in der Bundesrepublik Deutschland. Drucksache 7/4200, Bonn

DIN Deutsches Institut für Normung e.V. (Hrsg) (1992) Qualitätssicherung und angewandte Statistik. Verfahren 3: Qualitätssicherungssysteme. DIN-Taschenbuch 226. Beuth, Berlin Köln

Dilling H, Balck F, Bosch G et al. (1983) Zur psychiatrischen Basisdokumentation. Nervenarzt 54: 262–267

Dilling H, Mombour W, Schmidt MH (1992) Internationale Klassifikation psychischer Störungen (ICD-10). Huber, Bern Göttingen Toronto

Donabedian A (1966) Evaluating the quality of medical care. Milbank Mem Fund Quart 44: 166

Donabedian A (1988) The quality of care: how can it be assessed? JAMA 260: 1743–1748

Eichhorn S (1987) Krankenhausbetriebslehre. Theorie und Praxis der Krankenhaus-Leistungsrechnung, Bd III Kohlhammer, Stuttgart Berlin Mainz

Falkai P, Gaebel W, Wölwer W (1995) Qualitätssicherung in der Psychiatrischen Forschung. Psycho 5: 236–240

Fauman MA (1989) Quality assurance monitoring in psychiatry. Am J Psychiatry 146: 1121–1130

Fauman MA (1990) Monitoring the quality of psychiatric care. Psychiatr Clini North Am 13: 73–88

Fifer WR (1980) Quality assurance in health care. In: Awad AG, Durost HB, McCormick WO (eds) Evaluation of quality of care in psychiatry. Pergamon Press, Toronto Oxford New York Sydney Paris Frankfurt, pp 1–12

Finzen A (1974) Hospitalisierungsschäden in psychiatrischen Krankenhäusern. Ursachen, Behandlung, Prävention. Piper, München

Gabbard Go (ed) (1995) Treatment of psychiatric disorders, 2nd edn, vol. 1 & 2. American Psychiatric Press, Washington, DC

Gaebel W (1995a) Qualitätssicherung in der Psychiatrie. Nervenarzt 66: 481–493

Gaebel W (1995b) Qualitätssicherung diagnostischer und therapeutischer Maßnahmen im psychiatrischen Krankenhaus. In: Gaebel W (Hrsg) Qualitätssicherung im psychiatrischen Krankenhaus. Springer, Wien, S 87–108

Gaebel W (1995c) Qualitätssicherung in der klinisch-stationären Versorgung. In: Haug H J, Stieglitz R D (Hrsg) Qualitätssicherung in der Psychiatrie. Enke, Stuttgart, S 95–108

Gaebel W, Falkai P (1996) Praxisleitlinien in der Psychiatrie. Zu Methodik und Stand von Leitlinienentwicklungen. Nervenarzt (im Druck)

Gaebel W, Wolpert E (1994) Qualitätssicherung in der Psychiatrie. Spektrum 23: 4–13

Gaebel W, Berger M, Cording C et al. (1996) Zur externen Qualitätssicherung in der stationären psychiatrischen Versorgung gemaß §137 SGBV. Unveröffentlichtes Manuskript

Grawe K, Donati R, Bernauer F (1994) Psychotherapie im Wandel - von der Konfession zur Profession. Hogrefe, Göttingen

Gray SH (1992) Quality assurance and utilization review of medical psychotherapies. In: Mattson MR (ed) Manual of psychiatric quality assurance. A report of the American Psychiatric Association Committee on quality assurance. APA, Washington DC, pp 153–159

Grimshaw JM, Russell IT (1993) Effect of clinical guidelines on medical practice: a systematic review of rigorous evaluations. Lancet 342: 1317–1322

Gesetz zur Strukturreform im Gesundheitswesen (Gesundheits-Reformgesetz – GRG) (1988). In: Bundesgesetzblatt Teil 1 Nr. 62, Bundesanzeiger Verlagsges., Bonn

Gesetz zur Sicherung und Strukturverbesserung der gesetzlichen Krankenversicherung (Gesundheitsstrukturgesetz - GSG) (1992). In: Bundesgesetzblatt TI. 1 Nr. 59 S. 2266–2334, Bundesanzeiger Verlagsges., Bonn

Häfner H, an der Heiden W (1994) The evaluation of mental health care systems. In: Mezzich JE, Jorge MR, Salloum IM (eds) Psychiatric epidemiology. Assessment concepts and methods. Johns Hopkins University Press, Baltimore London, pp 494–504

Helmchen H, Hippius H, Müller-Oerlinghausen B, Rüther E. (1985) Arzneimittel-Überwachung in der Psychiatrie. Nervenarzt 56: 12–18

Kaltenbach T (1991) Qualitätsmanagement im Krankenhaus. Bibliomed Medizinische Verlagsgesellschaft Melsungen

Kane JM, Evans DL, Fiester SJ et al. (1992) Psychopharmacological screening criteria. In: Mattson MR (ed) Manual of psychiatric quality assurance. A report of the American Psychiatric Association Committee on quality assurance. APA, Washington DC, pp 189–205

Kelstrup A, Lund K, Lauritsen B, Bech P (1993) Satisfaction with care reported by psychiatric inpatients. Acta Psychiatr Scand 87: 374–379

Kibbee P (1988) The suicidal patient - an issue for quality assurance and risk management. J Nurs Qual Assur 3: 63–71

Kissling W (ed) (1991) Guidelines for neuroleptic relapse prevention in schizophrenia. Springer Berlin Heidelberg New York Tokyo

Klein HE (1994) Probleme der experimentellen psychiatrischen Forschung. Spektrum 23: 20–24

Klieser E, Lehmann E, Strauß WH (1995) Ärztliche und psychiatrische Weiterbildung als Mittel und Aufgabe der Qualitätssicherung. In: Gaebel W (Hrsg) Qualitätssicherung im psychiatrischen Krankenhaus. Springer, Wien, S 66–75

Kukla R (1995) Strukturqualität psychiatrischer Krankenhäuser aus Trägersicht. In: Gaebel W (Hrsg) Qualitätssicherung im psychiatrischen Krankenhaus. Springer, Wien, S 52–57

Kunze H, Kaltenbach L (Hrsg) (1994) Psychiatrie-Personalverordnung. Textausgabe mit Materalien und Erläuterungen für die Praxis. Kohlhammer Stuttgart

Kunze H, Wienberg G, Vitt KD, Buss G (1994) Strukturierende Gesichtspunkte für die Auswertung von Unterlagen psychiatrischer Krankenhäuser/Abteilungen zur Umsetzung der Psych-PV in ein entsprechendes Behandlungsangebot. In: Kunze H, Kaltenbach L (Hrsg) Psychiatrie-Personalverordnung. Textausgabe mit Materalien und Erläuterungen für die Praxis. Kohlhammer, Stuttgart, S 194–211

Leimkühler AM (1995) Die Qualität klinischer Versorgung im Urteil der Patienten. In: Gaebel W (Hrsg) Qualitätssicherung im psychiatrischen Krankenhaus. Springer, Wien, S 163–172

Linden M (1994) Therapeutic standards in psychopharmacology and medical decision-making. Pharmacopsychiatry 27 (Suppl): 41–45

Liptzin B (1974) Quality assurance and psychiatric practice - a review. Am J Psychiatry 131: 1374–1377

Liptzin B (1991) Quality assurance and treatment outcome: A medical perspective. In: Mirin SM, Gossett JT, Grob MC (eds) Psychiatric treatment. Advances in outcome research. American Psychiatric Press, Washington-London, pp 265–278

Mattson MR (1984) Quality assurance: A literature review of a changing field. Hosp Commun Psychiatry 35: 605–616

Mattson MR (ed) (1992) Manual of psychiatric quality assurance. A report of the American Psychiatric Association committee on quality assurance. APA, Washington DC

Miller SI, Phillips KL (1992) Chemical dependency disorders: Guidelines for review of inpatient therapy and rehabilitation. In: Mattson MR (ed) Manual of psychiatric quality assurance. A report of the American Psychiatric Association Committee on quality assurance. APA, Washington DC, pp 161–166

Moak GS (1990) Improving quality in psychogeriatric treatment. Psychiatr Clini North Am 13: 99–112

Möller HJ, Deister A, Laux G (1995) Outcome-Forschung als Mittel der Qualitätssicherung. In: Gaebel W (Hrsg) Qualitätssicherung im psychiatrischen Krankenhaus. Springer, Wien, S 147–162

Molnar G, Feeney MF (1985) Computer-assisted review of antipsychotics on acute care units. QRB 11: 271–274

Munich RL (1990) Quality assurance and quality of care: I. Finding the linkages. Psychiatr Hosp 21: 13–24

Munich RL, Hurley B, Delaney J (1990) Quality assurance and quality of care: II. Monitoring treatment. Psychiatr Hosp 21: 71–77

Prunier P, Buongiorno PA (1989) Guidelines for acute inpatient psychiatric treatment review. Gen Hosp Psychiatry 11: 278–281

Rössler W, Riecher A (1992) Die Versorgung psychisch Kranker in der Bundesrepublik Deutschland seit der "Enquete" im Jahre 1975. Neuropsychiatrie 6: 1–10

Rössler W, Salize HJ (1995) Qualitätsindikatoren psychiatrischer Versorgungssysteme. In: Gaebel W (Hrsg) Qualitätssicherung im psychiatrischen Krankenhaus. Springer, Wien

Rush AJ (1993) Clinical practice guidelines. Good news, bad news, or no news? Arch Gen Psychiatry 50: 483–490

Schaub RT (1994) Quality assurance in psychiatric care - The example of routine use of the AMDP system. Pharmacopsychiat Iy 27 (Supplement): 46–50

Schröder M (1993) Auswirkungen des GSG auf das Informationsmanagement und die Krankenhausinformatik. Das Krankenhaus 10: 460–470

Schyve PM, Prevost JA (1990) From quality assurance to quality improvement. Psychiatr Clin North Am 13: 61–72

Selbmann HK (1994) Methodik des Qualitätsmanagements. Gemeinsame Konferenz der Bundesärztekammer und der Arbeitsgemeinschaft der Wissenschaftlichen Medizinischen Fachgesellschaften, Köln 1994

Selbmann HK(1995) Konzept und Definition medizinischer Qualitätssicherung. In: Gaebel W (Hrsg) Qualitätssicherung im psychiatrischen Krankenhaus. Springer, Wien, S 3–10

Smith AP (1992) Design a clinical information system. Br Med J 305: 415–417

The Royal Australian and New Zealand College of Psychiatrists (1982) The Quality Assurance Project: A methodology for preparing 'ideal' treatment outlines in psychiatry. Austr N Z J Psychiatry 16: 153–158

Vort W van, Mattson MR (1989) A strategy for enhancing the clinical utility of the psychiatric record. Hosp Commun Psychiatry 40: 407–409

Way BB, Braff J, Steadman HJ (1985) Constructing an efficient inpatient incident reporting system. Psychiatry Q 57: 147–152

Weiner RD, APA Task Force on ECT (1992) Electroconvulsive therapy guidelines and criteria. In: Mattson MR (ed) Manual of psychiatric quality assurance. A report of the American Psychiatric Association Committee on quality assurance. APA, Washington DC, pp 181–187

WHO (1991) Quality assurance in mental health. Division of Mental Health, World Health Organization, Geneva

Wilson GF (1992) Issues in the review of adult outpatient therapy. In: Mattson MR (ed) Manual of psychiatric quality assurance. A report of the American Psychiatric Association Committee on quality assurance. APA, Washington DC, pp 149–152

Wilson GF, Phillips KL (1992a) Eating disorders: Quality assurance and utilization review guidelines. In: Mattson MR (ed) Manual of psychiatric quality assurance. A report of the American Psychiatric Association Committee on quality assurance. APA, Washington DC, pp 167–172

Wilson GF, Phillips KL (1992b) Residential treatment centers: Quality assurance and utilization review guidelines. In: Mattson MR (ed) Manual of psychiatric quality assurance. A report of the American Psychiatric Association Committee on quality assurance. APA, Washington DC, pp 173–180

Wing J, Brewin CR, Thornicroft G (1992) Defining mental health needs. In: Thornicroft G, Brewin CR, Wing J (eds) Measuring mental health needs. Royal College of Psychiatrists, Gaskell, London, pp 1–17

Wölk W (1994) Zur Beurteilung der Notwendigkeit von psychiatrischer Krankenhausbehandlung durch den Medizinischen Dienst. Spektrum Psychiatrie Nervenheilkd 23: 92–99

Diskussion zu Vortrag 2

von Prof. Dr. W. Gaebel

Prof. Dr. F. Reimer

Ich teile Ihre Ansicht, daß man als Maßstab für die Qualität der stationären psychiatrischen Versorgung nicht ausschließlich auf die Verweildauer schauen darf. Aber trotzdem glaube ich, daß die Verweildauer für die Krankenhauspsychiater doch noch eine gewisse Bedeutung hat.

Prof. Dr. W. Gaebel

Die Verweildauer kann natürlich ein Indikator für die Qualität der Versorgung sein. Als solcher ist er allerdings immer nur im Zusammenhang mit dem jeweiligen Umfeld zu interpretieren.

Dr. Adelheid Barth-Stopik

Sie haben betont, daß die Verantwortung des Krankenhauspsychiaters für seinen Patienten nicht mit dessen Entlassung aufhört. Ich bin schon der Meinung, daß der Patient dann in seine eigene Verantwortung und in die der ambulant versorgenden Ärzte und Strukturen übergeht. Qualitätssicherung sollte sich vor allem um die Verbesserung der Nahtstelle zwischen Klinik und niedergelassenen Ärzten bemühen. Das schließt natürlich ein, daß der Klinikarzt auch daran denkt, was auf seinen Patienten nach der Entlassung zukommt.

Prof. Dr. W. Gaebel

Selbstverständlich. Die Entlassung beginnt bei der Aufnahme, und die Vorbereitung daraufhin ist zunächst Sache der Krankenhauspsychiater. Aber was dann kommt, kann nur besser werden, wenn die Verzahnung zwischen stationärer und ambulanter Betreuung besser wird. Das kann natürlich nicht heißen, daß der Krankenhauspsychiater den Patienten auch noch nach seiner Entlassung behandelt, um sein Ergebnis zu verbessern.

3 Basisdokumentation als Grundlage qualitätssichernder Maßnahmen

C. Cording

Obwohl die psychiatrische Basisdokumentation (BADO) bereits vor 150 Jahren eingeführt wurde, wurde sie bislang nicht im gewünschten Maße zur Verbesserung der Behandlungsqualität herangezogen. Bei geeigneter Auswahl der zu erfassenden Daten läßt sich die gezielte Erhebung der Patientendaten jedoch zu einem außerordentlich vielseitigen und nützlichen Instrument der systematischen Qualitätssicherung in der Psychiatrie entwickeln. Die neue BADO, die von der Deutschen Gesellschaft für Psychiatrie, Psychotherapie und Nervenheilkunde (DGPPN) allen stationären und teilstationären psychiatrischen Einrichtungen empfohlen wird, ist modular aufgebaut und auswertbar bezüglich der Rolle der Klinik bei der Versorgung im Einzugsgebiet und ihrer überregionalen Bedeutung, hinsichtlich der Prozeß- und Ergebnisqualität der Therapie sowie bei der Identifikation von Problemgruppen. Ziel sind dabei nicht normierende und kontrollierende Eingriffe, sondern die Stärkung der Eigenverantwortlichkeit der örtlichen Ärzte und Psychologen durch Information über die eigenen Behandlungserfolge und durch den Vergleich mit anderen Einrichtungen mit Hilfe von zur Zeit noch in der Entwicklung befindlichen Bewertungswerkzeugen. Das vom Autor mitentwickelte PC-gestützte BADO-System liefert nicht nur Daten für die interne und externe Qualitätssicherung sowie Routinestatistiken, sondern auch Sofort-Informationen bei Wiederaufnahme und Textbausteine für Krankengeschichten und Arztbriefe.

3.1 Einführung

Die psychiatrische Basisdokumentation (kurz BADO) hat in Deutschland eine ehrwürdige Tradition, die bis ins Jahr 1844 zurückreicht (Flemming 1844, vgl. Cording 1995b). Dennoch hat sich die BADO, von wenigen Ausnahmen abgesehen, bisher nicht wirklich in die klinische Arbeit integriert, sondern wurde zumeist als Fremdkörper empfunden, und viele Assistenzärzte bearbeiten die Erhebungsbögen eher unwillig und manchmal mehr schlecht als recht – kein Wunder, denn sie selber hatten bisher ja nichts von diesen Daten, und es soll sogar vorgekommen sein, daß die ausgefüllten Bögen zwar gesammelt, aber überhaupt nicht ausgewertet wurden (John u. Dilling 1989; Cording 1995a). Das motiviert natürlich nicht.

Bayer-Tropon-Symposium, Bd. XI
Qualitätssicherung in der Psychiatrie
Hrsg. M. Berger u. W. Gaebel

Die Qualitätssicherung muß also erst einmal bei der BADO selbst anfangen, wenn diese ihr Negativimage überwinden soll, sie sei nur „formalistischer Papierkram“, der einem Zeit stiehlt, mit den Patienten zu sprechen. Ich hoffe zeigen zu können, daß ein modernes BADO-System nicht nur die grundlegende Infrastruktur für eine vernünftige Qualitätssicherung darstellt, sondern darüber hinaus dank der heutigen Computertechnologie interessante Anwendungsmöglichkeiten für den klinischen Alltag bietet, so daß auch diejenigen, die die Bögen ausfüllen, einen unmittelbaren Nutzen davon haben.

Abbildung 1 verdeutlicht schematisch das Grundprinzip der systematischen Qualitätssicherung: Eine in bestimmter Weise strukturierte Patientenklientel wird im Krankenhaus mittels der dort verfügbaren Strukturen und Prozesse diagnostiziert und behandelt und dann mit bestimmten Behandlungsergebnissen wieder entlassen. Zum Zwecke der Qualitätssicherung werden im Sinne eines *Rückkopplungskreises* Informationen über den Behandlungsprozeß und vor allem über die Behandlungsergebnisse erhoben, mit entsprechenden *Referenzdaten* verglichen und als Feedback an die jeweils Verantwortlichen auf der einzelnen Station oder Abteilung zurückgemeldet. Diese können dementsprechend die Strukturen und Prozesse innerhalb der Klinik optimieren, und der Erfolg dessen wird wiederum zurückgemeldet, so daß, wenn alles gutgeht, eine dynamische Spirale zunehmender Qualitätsentwicklung entsteht.

Der „sensorische Input“ für diesen Rückkopplungskreis kann sich aus verschiedenen Quellen speisen, etwa aus spontanen oder systematisch gesammelten Kommentaren von Mitarbeitern, Patienten und Angehörigen über die Qualität der Behandlung und über mögliche Qualitätsverbesserungen. Dazu sollte auf jeden Fall ermutigt und das sollte positiv verstärkt werden. Darüber hinaus werden

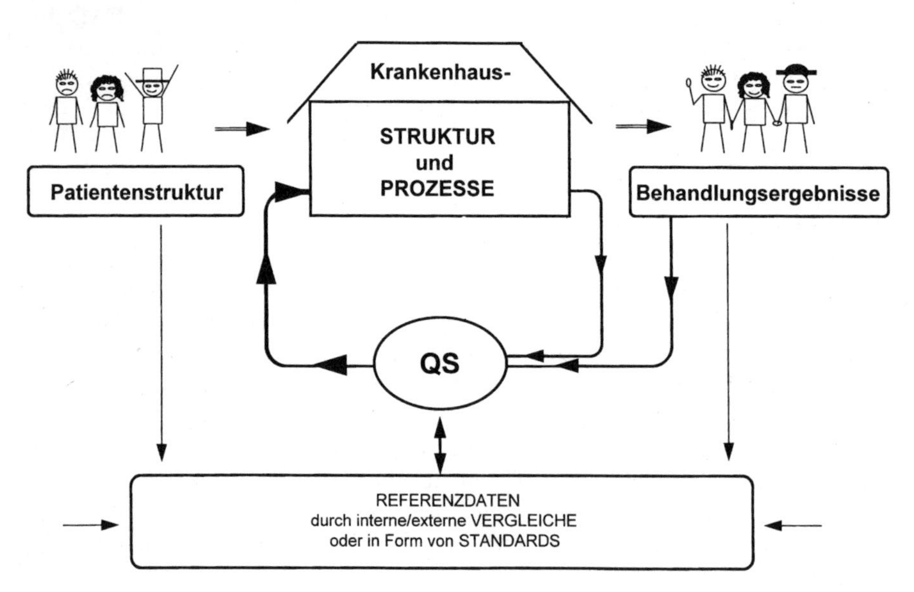

Abb. 1. Rückkopplungskreis der Qualitätssicherung

aber routinemäßig und in standardisierter Weise erhobene Daten über jeden Patienten benötigt. Die systematische Erhebung, Speicherung und Auswertung solcher *patientenbezogener* Daten geschieht mit Hilfe der Basisdokumentation. Sie besteht im wesentlichen aus 2 Komponenten, die nicht verwechselt werden sollten: dem Katalog der erhobenen *Merkmale* und dem System der *Datenverarbeitung*.

Schon hier wird deutlich, daß BADO allein natürlich noch keine Qualitätssicherung ist, sondern lediglich ein Teil des dazu notwendigen Regelkreises, gewissermaßen nur eines von mehreren „Sinnesorganen" des Qualitätssicherungssystems, allerdings wohl das wichtigste.

3.2 Die neue Basisdokumentation

Im Zuge ihres Engagements zur Schaffung einer fachlich fundierten Qualitätssicherung in der stationären Psychiatrie und Psychotherapie hat die DGPPN der Basisdokumentation von Anfang an eine hohe Priorität zuerkannt (Gaebel u. Wolpert 1994; Gaebel 1995) und eine Arbeitsgruppe gegründet, die den seit 1982 gültigen BADO-Minimalkatalog (Dilling et al. 1982) für Zwecke der Qualitätssicherung weiterentwickelt hat. Die neue psychiatrische Basisdokumentation (Cording et al. 1995) wird von der DGPPN allen stationären und teilstationären psychiatrischen Einrichtungen in Deutschland zur Einführung empfohlen und ist auch mit der Konferenz der psychiatrischen Lehrstuhlinhaber, mit der Bundesdirektorenkonferenz und mit der Aktion Psychisch Kranke abgestimmt worden. Die Bundesarbeitsgemeinschaft der Träger psychiatrischer Krankenhäuser hat ihrerseits den Krankenhausträgern empfohlen, die neue BADO einzuführen.

Tabelle 1 verdeutlicht die modulare Struktur der neuen BADO: Den harten Kern bildet das *Basismodul* mit insgesamt 71 Items, die den kleinsten gemeinsamen Nenner für alle Kliniken und Abteilungen darstellen. Außerdem sind 35 fakultative *Zusatzitems* definiert, unter denen jede Institution ihre eigene Auswahl

Tabelle 1. BADO-Struktur

Basismodul (71 Items)

- Verwaltungsdaten (16 Items)
- Aufnahmebogen (28 Items)
- Entlassungsbogen (27 Items)

Fakultative Zusatzitems

- Schon definierte (35 Items)
- Eigene (ad libitum)

Fakultative Zusatzmodule

- Sucht (SEDOS)
- Forensik (Nedopil et al. in Vorb.)
- Gerontopsychiatrie (?)
- Pflegemodul (?)
- Eigene / Projekte

treffen kann; darüber hinaus kann jede Klinik selbstverständlich beliebig viele Items selbst hinzufügen. Schließlich sind für spezielle Bereiche oder Projekte fakultative *Zusatzmodule* vorgeshen; das Zusatzmodul für den Suchtbereich wurde gemeinsam mit der SEDOS-Arbeitsgruppe bereits fertiggestellt, für den Bereich Forensik hat die Arbeitsgruppe von Nedopil einen Entwurf vorgelegt. Für die Gerontopsychiatrie und ein eventuelles Pflegemodul haben sich leider noch keine Kooperationspartner gefunden.

Tabelle 1 zeigt ferner, daß 16 Items des Basismoduls in der Regel vom *Verwaltungscomputer* über eine Schnittstelle direkt in den BADO-PC übernommen werden können, so daß vom Arzt oder Psychologen bei Erstaufnahmen jeweils 55 Items auszufüllen sind, nämlich 28 bei Aufnahme und 27 bei Entlassung des Patienten; bei Wiederaufnahmen sind es etwas weniger. Im Bezirkskrankenhaus Regensburg gehören die neuen Erhebungsbögen seit Anfang 1995 zur Routine, und es hat sich gezeigt, daß - mit etwas Übung - für das Ausfüllen des Aufnahme- und des Entlassungsbogens insgesamt 10 bis höchstens 15 min pro Patient benötigt werden, wenn man davon ausgeht, daß die Angaben ja ohnehin *erhoben* werden müssen.

Über die Hälfte (n = 33) der 62 Merkmale, die sich entsprechend zuordnen lassen, bezieht sich auf die *Patientenstruktur* (also die soziodemografischen, biografischen und psychiatrisch-anamnestischen Daten), der Rest verteilt sich fast gleichmäßig auf die wichtigsten Aspekte der diagnostischen und therapeutischen *Prozesse* (n = 14) sowie der Behandlungs*ergebnisse* (n = 15). Warum eine so genaue Stichprobendeskription für die Qualitätssicherung wichtig ist, wird noch deutlich werden.

3.3 Qualitätssicherung mit der Basisdokumentation

Tabelle 2 gibt einen Überblick über die wichtigsten Qualitätsaspekte der (teil-) stationären psychiatrischen Versorgung, zu denen die BADO Informationen liefern kann. Hier geht es zunächst einmal um die Frage, welchen Beitrag die Klinik oder Abteilung zur Versorgung der Bevölkerung ihres Einzugsgebietes leistet, sodann um die Frage, welche Versorgungsleistungen der jeweiligen Einrichtung von Patienten außerhalb des eigenen Einzugsgebietes in Anspruch genommen werden, des weiteren natürlich um die Analyse der Prozeß- und der Ergebnis-

Tabelle 2. Qualitätsscreening mit der BADO

- Versorgungsfunktion für Einzugsgebiet
- überregionale Versorgungsleistungen
- diagnostische und therapeutische Prozesse
- Behandlungsergebnisse
- Problemgruppenidentifikation

jeweils als Routinemonitoring
oder für Tracerdiagnosen
oder spezielle Stichprobenanalysen

qualität und schließlich ist es wichtig herauszufinden, welche Patientengruppen innerhalb der jeweiligen Einrichtung am schlechtesten abschneiden, wo also vielleicht ein besonderer Handlungsbedarf für Qualitätsverbesserungen besteht.

Diese 5 Aspekte der Qualitätsbeurteilung lassen sich jeweils als Routinemonitoring für die Gesamtzahl der behandelten Patienten untersuchen oder aber für ausgewählte Tracerdiagnosen (evtl. mit zusätzlichen Erhebungsinstrumenten) besonders intensiv analysieren; außerdem kann man mit der BADO spezielle Patientenstichproben anderer Art auswählen und auf die genannten Qualitätsaspekte hin überprüfen, beispielsweise ältere Patienten, Patienten bestimmter sozialer Schichten oder ausländische Patienten.

Zunächst zur Versorgungsfunktion für das Einzugsgebiet: Grundsätzlich besteht die Gefahr, daß die Qualitätssicherung sich zu sehr darauf einengt, was innerhalb der eigenen Institution vor sich geht. Mindestens so wichtig wie die zweifellos notwendige „Nabelschau" ist die Frage, welchen Beitrag die einzelne Einrichtung zur psychiatrischen Versorgung der Bevölkerung leistet. Kommen tatsächlich die Patienten zur Aufnahme, die es am nötigsten haben? Der Blick muß sich hier bewußt gerade auf *die* Kranken richten, die von dem Behandlungsangebot möglicherwiese *nicht* erreicht werden (u.a. gibt es Hinweise, daß möglicherweise mehr als die Hälfte der stationären Behandlungen von psychisch Kranken nicht in psychiatrischen, sondern in somatischen Krankenhäusern erfolgt! Böcker 1993).

Da sich diese Frage nicht direkt untersuchen läßt, muß man versuchen, sich ihr indirekt zu nähern. Dazu wird man die Patienten einer Klinik, die aus dem Pflichtversorgungsgebiet stammen, in Beziehung setzen zur Einwohnerzahl, und das nach Diagnosengruppen, nach dem Anteil chronischer Patienten, nach Altersstruktur, Zwangseinweisungen etc. „durchdeklinieren"(Tabelle 3), wobei man als Referenzwerte die entsprechenden Kenngrößen aus der Epidemiologie heranziehen und natürlich die Kliniken untereinander vergleichen kann (vgl. Kristen et al. im Druck).

Gerade beim Vergleich mehrerer stationärer Einrichtungen ist es viel aufschlußreicher festzustellen, wie viele schizophrene Erstaufnahmen oder wie viele chronisch schizophrene Patienten pro 100 000 Einwohner im Berichtsjahr behandelt wurden, als die bisher üblichen Statistiken, die lediglich darüber Auskunft

Tabelle 3. Versorgungsfunktion für Einzugsgebiet

– Aufnahmen	pro 100 000 Einwohner
– Erstaufnahmen	
– Personen	
– Tage vollstationär	
– Tage teilstationär	
jeweils auch nach:	
Diagnosegruppen	
Chronizität	
Altersgruppen	
Rechtsgrund	
etc.	

geben, wie groß der prozentuale Anteil schizophrener Patienten an den Gesamtaufnahmen der jeweiligen Klinik ist. Dasselbe gilt auch z.B. für Vergleiche des Anteils zwangsweise untergebrachter Patienten (Spengler 1994).

An dieser Stelle ist auch darauf hinzuweisen, daß es nicht ausreicht, von der Zahl der Patienten*aufnahmen* auszugehen, wie es bisher nahezu ausschließlich geschieht. Die Aufnahmezahl ist nämlich sehr artefaktanfällig, da sie gerade unter heutigen Behandlungsbedingungen, beispielsweise infolge von interkurrenten Verlegungen in somatische Abteilungen, durch therapeutische Urlaube und Probeentlassungen, durch kurzfristige Kriseninterventionen etc., erheblich variieren kann. Da die einzelnen Einrichtungen diesbezüglich recht unterschiedlich verfahren, sind die bloßen Aufnahmeziffern interinstitutionell kaum vergleichbar. Dasselbe gilt für die mittlere Verweildauer der einzelnen Aufenthalte. Deshalb ist es unbedingt notwendig, solche Analysen immer auch auf die tatsächlich behandelten *Personen* zu beziehen: nicht die Zahl und Dauer der einzelnen Aufenthalte ist die relevante Meßgröße, sondern die Zahl der tatsächlich versorgten Personen einer Region und deren mittlere Gesamtaufenthaltsdauer innerhalb z. B. eines Jahres.

Auf dem Hintergrund bevölkerungsbezogener Analysen ist im übrigen auch die Verhältniszahl von *teil*stationären zu *voll*stationären Behandlungen von Interesse.

Über die Versorgung ihres definierten Einzugsgebietes hinaus haben psychiatrische und psychotherapeutische Krankenhäuser bzw. Abteilungen, insbesondere die Universitätskliniken, legitime Aufgaben in der überregionalen Versorgung.

Hier interessiert der Anteil der überregionalen Versorgungsleistungen im Verhältnis zur Versorgung des Einzugsgebiets, was wiederum nicht nur auf die Aufnahmen, sondern auch auf die tatsächlich behandelten Personen zu beziehen ist. Dabei ist die Herkunft der überregionalen Klientel von Bedeutung: Kommen sehr viele aus einem unmittelbar benachbarten Sektor, so kann dies auf eine nicht bedarfsgerechte Einteilung der Versorgungsgebiete hinweisen, andere Verteilungsmuster können sich aus beabsichtigten oder unbeabsichtigten Arbeitsteilungen zwischen benachbarten Institutionen ergeben, und zweifellos wird die Analyse der diagnostischen und soziodemografischen Zusammensetzung der überregionalen Klientel Hinweise auf die Attraktivität der Institution für bestimmte Patientengruppen geben oder bestimmten Spezialisierungsschwerpunkten entsprechen, die zu reflektieren sinnvoll sein kann. Für die Beurteilung der Prozeß- und der Ergebnisqualität ist außerdem die Frage der Selektivität der behandelten Klientel nach Diagnosen, Chronizität, Alter, sozialer Adaption etc. immer besonders wichtig, und auch dazu kann die vergleichende Analyse der regionalen und der überregionalen Versorgungsanteile einen Beitrag leisten.

Tabelle 4 zeigt, welche Aspekte der *Prozeß*qualität mit dem Basismodul der BADO erfaßt und in die routinemäßige Qualitätssicherung einbezogen werden können. Wie ich wiederholt betont habe (Cording 1995c,d), sollte man sich hüten, zu stark kontrollierend oder normierend in den Bereich der Behandlungsprozesse einzugreifen, solange nicht offenkundig ungenügende Behandlungsergebnisse das erforderlich machen. Ziel muß es sein, die Kompetenz und die Eigenverant-

Tabelle 4. Diagnostische und therapeutische Prozesse

- Zusatzdiagnostik
- Psychopharmakabehandlung
- Sonstige somatische Therapieformen
- Psychotherapie
- Andere therapeutische Maßnahmen
- Zwangsmaßnahmen
- Empfohlene Weiterbehandlung

wortlichkeit der unmittelbar vor Ort behandelnden Ärzte und Psychologen zu stärken und sie nicht durch eine rigide Kontrollmentalität zu demotivieren oder zu Defensivstrategien zu veranlassen, die den Patienten mehr Schaden als Nutzen bringen würden. Qualitätssicherung soll nicht die Therapiefreiheit einschränken, sondern die Freiheitsgrade der Verantwortlichen erhöhen, indem deren Informationsbasis durch die regelmäßigen Rückmeldungen verbessert wird. Solange das Gegenteil nicht bewiesen ist, können wir davon ausgehen, daß die regelmäßige Rückmeldung der Indikatoren für die Prozeß- und Ergebnisqualität die unmittelbar Verantwortlichen dazu anregt, ihre diagnostischsen und therapeutischen Vorgehensweisen zu überdenken und selbständig zu verbessern, falls sie feststellen müssen, daß sie negativ vom Durchschnitt abweichen. Die wissenschaftlich evaluierten Erfahrungen in der Geburtshilfe berechtigen diesbezüglich zu einigem Optimismus (Schneider et al. 1991; Pietsch-Breitfeld u. Selbmann 1992).

Die jeweiligen Prozeßmerkmale lassen sich selbstverständlich nur sinnvoll interpretieren und zwischen verschiedenen Institutionen vergleichen, wenn man sie auf vergleichbare Patientenstichproben bezieht, also etwa die Häufigkeit der Anwendung von Schlafentzugs-Behandlung ins Verhältnis setzt zur Zahl der Patienten mit endogener Depression.

Das letztlich entscheidende Qualitätskriterium sind naturgemäß immer die Behandlungs*ergebnisse*. Die wichtigsten mit der BADO erhebbaren Indikatoren für die Ergebnisqualität sind in Tabelle 5 aufgelistet. Ich habe an anderer Stelle dargelegt, wie diagnosenspezifische Ergebnisprofile vierteljährlich als „Qualitäts-

Tabelle 5. Behandlungsergebnisse

- Psychopathologie (CGI, GAF)
- Wohnsituation nach Entlassung
- Beschäftigungssituation nach Entlassung
- Todesfälle, Suizide
- Komplikationen, Zwischenfälle
- Verweildauer
  - aufenthaltsbezogen
  - personenbezogen
- Wiederaufnahmerate
- Ungeplante Wiederaufnahmen
- [Patientenzufriedenheit]
- [Angehörigenzufriedenheit]

Reports" an die für die Behandlung Verantwortlichen rückgemeldet und der Qualitätszirkelarbeit in der jeweiligen Abteilung zugrundegelegt werden können (Cording 1995c). Ergebnisqualität läßt sich nur mehrdimensional angemessen beschreiben: gute Scores im Psychopathologie-Rating nützen wenig, wenn der Patient subjektiv ganz unzufrieden ist oder wenn er Wohnung und Arbeit verloren hat; eine kurze Verweildauer ist nur dann als positiv zu werten, wenn der Patient auch hinreichend gebessert entlassen werden konnte und nicht gleich einen Rückfall erleidet und wieder aufgenommen werden muß. Im Gegensatz zu den Verhältnissen in der somatischen Medizin, insbesondere bei den operativen Fächern, haben wir es in der Psychiatrie überwiegend mit chronischen bzw. rezidivierenden Erkrankungen zu tun, und dabei ist der einzelne Krankenhausaufenthalt weniger wichtig als die Gesamtzahl der in einem bestimmten Zeitraum erfolgten Krankenhausaufenthalte, also das Langzeit-Outcome. Deswegen und wegen der bereits erwähnten Unterschiede in der Entlassungspolitik verschiedener Häuser sollte man nicht die Verweildauer des einzelnen Aufenthaltes, sondern nur die über alle Aufenthalte einer Person innerhalb eines bestimmten Zeitfensters kumulierte Gesamtverweildauer als Qualitätskriterium heranziehen.

Bei den Wiederaufnahmen ist zu unterscheiden zwischen geplanten Wiederaufnahmen wegen therapeutischer Beurlaubungen, Entweichungen oder interkurrenter Verlegungen in somatische Krankenhäuser einerseits, und ungeplanten Wiederaufnahmen nach regulärer Entlassung andererseits.

Wir halten die regelmäßige Erhebung der subjektiven Zufriedenheit von Patienten und Angehörigen mit unseren Behandlungsprozessen und den erzielten Behandlungsergebnissen für sehr wichtig und sind dabei, möglichst ökonomische Verfahren zu entwickeln, die sich für eine routinemäßige Anwendung eignen und dann vielleicht auch in die BADO übernommen werden können (Spießl et al. 1995). Bisher gibt es noch keine Skala, die für die Alltagsroutine geeignet wäre.

Während die bisher aufgeführten Verfahren der Qualitätssicherung mit Hilfe der BADO ihre Möglichkeiten erst dann voll entfalten, wenn Krankenhausvergleiche durchgeführt und dadurch die entsprechenden Referenzwerte ermittelt werden, kann das im folgenden geschilderte Verfahren der „Problemgruppenidentifikation" selbst bei Beschränkung des Blickwinkels auf die eigene Institution nützliche Dienste zur Qualitätsverbesserung leisten. Dabei werden mittels der BADO aus der Gesamtzahl aller behandelten Patienten diejenigen herausgesucht, bei denen bestimmte Indikatoren (oder Indikatorkombinationen) auf Qualitäts*probleme* hinweisen. Hier ist die Fragestellung also nicht: „Wie gut oder schlecht werden z. B. die schizophrenen Patienten bei uns behandelt?", sondern umgekehrt: „Welches sind die Patienten, die von unseren bisherigen Behandlungsangeboten nicht oder ungenügend profitieren?"

Gerade bei Qualitätssicherungsprogrammen, die sich auf bestimmte Tracerdiagnosen konzentrieren, besteht die Gefahr, andere Arten von Problempatienten aus dem Blick zu verlieren. Hier könnte die Methode der Problemgruppenidentifikation ergänzend wichtige Dienste leisten. Durch eine sorgfältige Deskription der Struktur solcher Problemgruppen sollte es gelingen, einerseits prädiktive Merkmale zu finden, die vielleicht schon bei Aufnahme ein entsprechendes Risiko signalisieren können, und andererseits hausintern oder überregional Behandlungsangebote speziell für die Bedürfnisse dieser Problemgruppen zu entwickeln.

Auch wenn dieses Verfahren nicht auf Krankenhausvergleiche angewiesen ist, um effektiv zur Qualitätsentwicklung beizutragen, wird es längerfristig doch von Interesse sein, die Zusammensetzung dieser Problemgruppen zwischen einzelnen Krankenhäusern zu vergleichen, um dann durch weitere Recherchen feststellen zu können, welche Behandlungssettings oder Organisationsmodelle das Entstehen der einen oder anderen Problemgruppe besser verhindern als andere.

3.4 Nutzen und Methodik von Krankenhausvergleichen

Die meisten BADO-Daten können im Hinblick auf die zugrundeliegende Qualität erst sinnvoll interpretiert werden, wenn man sie auf Referenzwerte bezieht. Im einfachsten Falle können das die zu einem früheren Zeitpunkt in der eigenen Einrichtung erhobenen Werte sein; daran läßt sich häufig erkennen, ob es einen Qualitätsfortschritt in die gewünschte Richtung gegeben hat oder nicht. Wichtiger und anregender ist aber natürlich die Feststellung, wie die eigene Einrichtung bei den einzelnen Qualitätsindikatoren im Vergleich zu anderen Häusern abschneidet. Dabei kann man die jeweiligen Werte einer Klinik oder Abteilung in Beziehung setzen zu den Mittelwerten und Standardabweichungen aller übrigen in den Vergleich einbezogenen Institutionen, man kann die Perzentilwerte ermitteln oder die Institutionen bezüglich der einzelnen Indikatoren in Rangreihen bringen. Dabei ist selbstverständlich zu unterscheiden zwischen rein statistischer Varianz oder auch Signifikanz und klinisch-praktischer Relevanz (vgl. Woggon 1983).

Wenn die Qualitätssicherung nicht zu einem Primitivinstrument zur Durchsetzung vordergründiger politischer oder ökonomischer Interessen verkommen soll, muß sie der Komplexität der psychiatrisch-psychotherapeutischen Krankenversorgung gerecht werden. Qualität läßt sich gerade in unserem Fachgebiet niemals anhand einzelner Merkmale, sondern immer nur mehrdimensional abbilden, wobei wir über die Zusammenhänge und Interaktionen verschiedener Qualitätsdimensionen vorläufig noch wenig wissen. Entscheidend ist, daß erst einmal wir Fachleute Erfahrungen mit dieser neuen Betrachtungsweise und Methodik machen und uns hier die Meinungsführerschaft und die Interpretationshoheit sichern. Das kann nur gelingen, wenn wir die Krankenhausvergleiche schon einmal in eigener Regie freiwillig erproben, die uns ab ungefähr 1997/98 aufgrund der gesetzlichen Vorschriften (§§ 112 und 137 SGB V) seitens externer Gremien ins Haus stehen.

Wolfersdorf berichtet im vorliegenden Band über das in Baden-Württemberg laufende erste Pilotprojekt zur externen Qualitätssicherung. Gaebel plant ein ähnlich angelegtes Pilotprojekt zur Tracerdiagnose Schizophrenie in Nordrhein-Westfalen. In Bayern haben wir im Herbst 1995 ein Projekt auf den Weg gebracht, das freiwillige Krankenhausvergleiche zur Evaluation der neuen BADO und zur Gewinnung von Referenzwerten für die interne Qualitätssicherung zum Ziel hat (wir wollen uns übrigens nicht auf die psychiatrischen Einrichtungen beschränken, sondern haben bewußt auch die psychosomatischen Kliniken zur Teilnahme eingeladen).

Um die Indikatoren für Prozeßqualität und insbesondere die Behandlungsergebnisse verschiedener Institutionen adäquat vergleichen zu können, muß man selbstverständlich immer die Struktur der behandelten Patientenklientel berücksichtigen. Es wäre unsinnig, beispielsweise die mittlere Verweildauer, den Anteil der Heimverlegungen oder die Zahl der Todesfälle pauschal zwischen Institutionen zu vergleichen. Solche Maße dürfen nicht auf die Institution, sondern müssen stets auf definierte Patientengruppen bezogen werden, wobei in der Psychiatrie und Psychosomatik die Einteilung allein nach *Diagnosen*kategorien nicht ausreicht. Zwar ist es richtig, beispielsweise die Verweildauer zunächst einmal für die einzelnen Diagnosenkategorien zu berechnen, darüber hinaus wird es in der Regel aber notwendig sein, weitere Merkmale der Patientenstruktur wie Chronizität, prästationäre soziale Adaptation, Comorbidität, Altersstruktur etc. mit zu berücksichtigen.

Das ist einer der Gründe, warum mehr als die Hälfte der BADO-Merkmale sich auf die Patientenstruktur bezieht. Ein Ziel unserer Pilotstudie ist es, die für eine sinnvolle Stratifizierung der Patienten wichtigsten Merkmale herauszufinden und möglichst einfache und robuste Kriterien zur Bildung hinlänglich homogener Subgruppen zu entwickeln, damit wir nicht die sprichwörtlichen „Äpfel und Birnen" vergleichen.

Nebenbei sei erwähnt, daß man in solche Vergleiche auch die Strukturmerkmale der Krankenhäuser und des zugehörigen regionalen Versorgungssystems einbeziehen sollte, die aber natürlich nicht mit der (ausschließlich patientenbezogenen) BADO erfaßt werden können.

Das Ziel der externen Qualitätssicherung und der in diesem Rahmen gesetzlich vorgeschriebenen Krankenhausvergleiche ist es festzustellen, ob Unterschiede in der Qualität bzw. Effektivität der Behandlung bestehen, so daß die Kliniken mit den weniger günstigen Ergebnissen sich an denen orientieren können, die bessere Ergebnisse erzielen. Keinesfalls dürfen die externen Qualitätssicherungsmaßnahmen die gesundheitspolitisch unsinnige Konsequenz haben, daß einzelne Kliniken ihre Behandlungsergebnisse dadurch „aufbessern", daß sie vorzugsweise prognostisch günstige Patienten selektieren und die Schwerstkranken gar nicht erst aufnehmen. Unsere Bemühungen zielen deshalb darauf ab, durch eine differenzierte Merkmalserfassung solche Artefakte erkennen und bei der Interpretation berücksichtigen zu können. Dazu wird auch die auf die Bevölkerung des Einzugsgebietes bezogene Analyse der Patientenstruktur beitragen.

Wenn Kritiker einwenden, daß die hier angesprochenen Probleme methodisch einwandfrei gar nicht zu lösen seien, so kann diese Befürchtung nicht dagegen, sondern nur dafür sprechen, daß wir solche Untersuchungen zunächst einmal in eigener Regie unternehmen und in Erfahrung bringen, was sich machen läßt und was nicht - denn Krankenhausvergleiche sind nun einmal gesetzlich vorgeschrieben, und es ist nicht zu erwarten, daß die externen Gremien diesen Bedenken besser Rechnung tragen als wir Fachleute es können.

Richtig durchgeführte Krankenhausvergleiche können sehr nützliche Anregungen geben und effektive Qualitätsverbesserungen in Gang setzen, wenn man die statistisch ermittelten Kennwerte als Stimulus benutzt, sich die dahinterstehenden Realitäten konkret anzusehen und die dabei gewonnenen Anregungen ins eigene Haus zu übernehmen. In der Industrie nennt man das *Benchmarking*: „Vom jeweils Besten lernen!" Dabei geht es dann nicht mehr um statistische Daten, sondern um komplexe Therapieprogramme, um die Berücksichtigung von Behandlungsstandards und auch um Atmosphärisches, um das Milieu und den Geist der Einrichtung.

Umgekehrt könnte man übrigens die Besuchskommissionen für ein Peer-Review auf Landesebene gezielt aus den Kliniken rekrutieren, die in den jeweiligen Qualitätsaspekten besonders gut abschneiden. All das geht selbstverständlich nur auf freiwilliger Basis mit Einverständnis der Beteiligten, etwa im Rahmen eines freiwilligen Arbeitskreises, nicht bei Krankenhausvergleichen, die durch externe Gremien vorgenommen werden.

Wenn man über die bloß statistische Aufarbeitung von Qualitätsparametern hinausgeht und den Sprung in die Praxis macht, kann man auch sehen, was es mit der Qualität der Daten selbst auf sich hat – und spätestens das dürfte einer Schönfärberei von BADO-Daten entgegenwirken, da die Betreffenden dann damit rechnen müssen, daß lernbegierige Kollegen sich die vermeintlichen Wundereinrichtungen vor Ort ansehen wollen oder daß umgekehrt die Kollegen mit den scheinbar besten Ergebnissen gebeten werden, als Peer-Reviewer ihr überlegenes Können an andere Häuser weiterzugeben. Im übrigen gibt es bisher keinen Grund, diesbezüglich pessimistische Erwartungen zu hegen. Vielmehr ist davon auszugehen, daß eine hinreichend differenziert gehandhabte vergleichende Qualitätssicherung letztlich den Interessen jeder einzelnen Institution dient und daß alle davon profitieren können. Dafür sprechen die in Dienstleistungsunternehmen und auch die in anderen medizinischen Fachgebieten bereits gewonnenen Erfahrungen; so kam es etwa in der Perinatologie trotz des Verzichts auf Sanktionen und bei strikt eingehaltener Anonymität der Beteiligten zu beachtlichen Qualitätsverbesserungen (Schneider et al. 1991).

Da die Entwicklung voraussichtlich im ganzen Bundesgebiet ähnlich sein wird, soll hier ergänzend der aktuelle Stand der externen Qualitätssicherung in Bayern referiert werden:

Im Freistaat Bayern ist am 7.4.1995 ein Vertrag nach § 112 in Verbindung mit § 137 SGB V zur Qualitätssicherung in der stationären Versorgung zwischen den Krankenkassen und der Krankenhausgesellschaft unter Beteiligung der Ärztekammer abgeschlossen worden. Er sieht auf Landesebene ein *Kuratorium* mit eigener *Geschäftsstelle* sowie für jedes medizinische Fachgebiet eine dreiköpfige *Fachkommission* vor, die gemeinsam die externe Qualitätssicherung detailliert regeln und dann auch durchführen sollen. Grundsätzlich festgelegt ist bereits der generelle methodische Ansatz, der interessanterweise weitgehend mit dem unseren übereinstimmt: Für jedes medizinische Fachgebiet soll ein Katalog qualitätsrelevanter Patientendaten für externe Vergleiche festgelegt werden, die über eine medizinische Basisdokumentation in allen stationären Einrichtungen regelmäßig zu erheben und an die Geschäftsstelle weiterzuleiten sind. Hier werden die Daten fachbezogen ausgewertet und etwaige Abweichungen einzelner Kliniken vom Durchschnitt ihres Fachgebietes zunächst anonym von der Fachkommission analysiert und ggf. mit Kommentaren und Nachfragen versehen an die leitenden Ärzte der betroffenen Einrichtungen zurückgemeldet, die ihrerseits ihren Krankenhausträger zu informieren haben. Gelingt es den Kliniken, die negativ vom Durchschnitt abweichen, nicht innerhalb einer gesetzten Frist, diese Abweichungen plausibel zu erklären oder abzustellen, so wird ihre Anonymität gegenüber der zuständigen Fachkommission aufgehoben und es werden direkte Gespräche geführt. Wichtig ist, daß die Daten der einzelnen Häuser dem Kuratorium (also auch den Kostenträgern) nicht zugänglich gemacht werden. Vorrangig wird dieses Verfahren für die Fächer mit Fallpauschalen und Sonderentgelten eingeführt, so daß der Psychiatrie voraussichtlich noch etwa 2 Jahre Zeit bleiben.

Es ist abzusehen, daß diese externen Qualitätskontrollen sich auf ein relativ grobes Daten- und Zeitraster beschränken müssen. Die einzelnen Kliniken werden gut beraten sein, die qualitätsrelevanten Daten intern wesentlich differenzierter zu erfassen und auszuwerten und den im eigenen Haus Verantwortlichen in kürzeren Zeitabständen rückzumelden, so daß Qualitätsprobleme frühzeitig erkannt und möglichst schon intern korrigiert werden können, bevor externe Beanstandungen oder gar Sanktionen erfolgen. Eine differenziertere Erfassung und Auswertung kann auch dazu beitragen, eventuelle Abweichungen vom Durchschnitt plausibel zu begründen.

3.5 Weitere BADO-Anwendungen

Tabelle 6 zeigt die wichtigsten Anwendungen der BADO. Über die Nutzung für die interne und die externe Qualitätssicherung hinaus lassen sich alle patientenbezogenen Statistiken und Auswertungen relativ mühelos und in druckreifer Form ausgeben. Dazu gehören auch Patientenlisten für Stichtagserhebungen wie etwa zur *Psych-PV*, und natürlich sollten die Psych-PV-Daten selbst ebenfalls in die BADO-Datenbank aufgenommen werden, weil dann die erforderlichen Psych-

Tabelle 6. BADO-Anwendungen

- Daten für interne QS
  ("Qualitätsprofile")
- Daten für externe QS
  (einheitliches Format auf Diskette)
- Routinestatistiken
  (z.B. Jahresbericht, amtl. Diagnosenstatistik)
- "Sofort-Info" bei Wiederaufnahme
- Krankengeschichten
  - Anfangsteil
  - Schlußteil
- Arztbriefe: Textbausteine
- Stichprobenziehungen
  (random oder gezielt)
- Sonderauswertungen (ad libitum)

PV-Auswertungen gleich auf dem BADO-PC mitlaufen können, so daß hierfür nicht ein zusätzliches Programm als Insellösung angeschafft werden muß; das hat den weiteren Vorteil, daß man die Psych-PV-Daten mit anderen Merkmalen wie Diagnosen, Alter, Verweildauer, Stationen etc. in Beziehung setzen kann.

Die BADO läßt sich aber nicht nur für Gruppenstatistiken nutzen, sondern auch für den Einzelfall: Das beginnt damit, daß die Erhebungsbögen zugleich die Funktion von *Checklisten* haben, die den einzelnen Arzt oder Psychologen daran erinnern, die entsprechenden Merkmale wirklich bei jedem Patienten abzufragen, sich also beispielsweise über die Suizidanamnese, die berufliche und Wohnsituation, die bereits erfolgten Vorbehandlungen usw. regelmäßig Klarheit zu verschaffen (Prozeßqualität!).

Bei der Wiederaufnahme eines Patienten kann künftig vom BADO-PC innerhalb der ersten Minuten ein „*Sofort-Info*“ mit den wichtigsten Informationen über die früher gestellten Diagnosen, über eventuelle Medikamentenunverträglichkeiten, sonstige Komplikationen oder Risiken usw. ausgegeben werden. Das vereinfacht den Informationsfluß, hilft Komplikationen vermeiden und dient so der Qualitätssicherung.

Bei flexibel und intelligent angelegeter Software kann das System BADO außerdem einen Beitrag zur Qualitätsverbesserung der *Krankengeschichts*dokumentation und der *Arztbriefe* leisten und zur Erleichterung dieser meist ungeliebten Alltagsroutinen beitragen: Die Informationen, die bereits auf den BADO-Erhebungsbögen angekreuzt wurden, brauchen nämlich nicht nochmals für die Krankengeschichte oder den Arztbrief diktiert und geschrieben zu werden - das kann der Computer einfacher, präziser und schneller. Abbildung 2 zeigt, wie ein Textbaustein für Arztbriefe aus dem BADO-PC konkret aussehen könnte: Name, Anschrift, Telefonnummer etc. des einweisenden Arztes sind über dessen KV-Nummer fehlerfrei abrufbar, die künftig ohnehin bei jeder Klinikeinweisung in die Krankenhausstatistik aufgenommen werden soll. Auch die klinikspezifische Arztbrief-Gliederung in Form der fettgedruckten Zwischenüberschriften kann der BADO-PC schon vorgeben. Der Rest stammt aus den normalen BADO-Daten, die von der Software in die kliniküblichen Formulierungen umgesetzt werden können. Nach demselben Verfahren kann der BADO-PC natürlich auch den Anfangs- und den Schlußteil der Krankengeschichten ausdrucken, sobald die jeweiligen Erhebungsbögen eingegeben sind.

Die Sternchen in Abb. 2 sollen daran erinnern, daß der Computer lediglich Textbausteine als Entwurf vorgibt, die vom Arzt durch frei formulierte Textteile ergänzt werden müssen. Alle vom Computer vorgegebenen Textteile können selbstverständlich geändert, umformuliert oder weggelassen werden. Der „Untergang des Abendlandes“ durch den Fortfall individuell formulierter Arztbriefe ist also nicht zu befürchten; im Gegenteil hoffen wir, einen positiven Beitrag zur Kommunikationsmoral leisten zu können, indem die Arztbriefe nun mit höherer Wahrscheinlichkeit innerhalb der Toleranzfrist das Haus verlassen. Gerade die Kolleginnen und Kollegen, die eine gewisse Hemmschwelle zu überwinden haben, bevor sie einen Artzbrief zu diktieren beginnen, werden sich durch die vorgegebenen Textbausteine viel leichter tun, den restlichen Text in angemessener Zeit hinzuzufügen. Eine ähnliche Arbeitserleichterung ergibt sich für die Schreibkräfte.

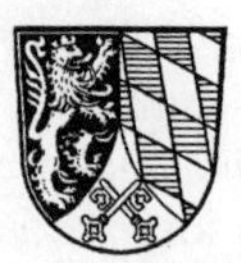

Bezirkskrankenhaus Regensburg

Fachkliniken für Psychiatrie, Neurologie,
Kinder- und Jugendpsychiatrie,
Neurologische Rehabilitation

Dr. Clemens Cording
Stv. Ärztlicher Direktor

Bezirkskrankenhaus Regensburg • 93053 Regensburg

Herrn
Prof. Dr. Sigmund Kraepelin
Facharzt für Psychiatrie und Psychotherapie
Berggasse 1
80804 München 40

Fax: 089-11 22 33

Bezirkskrankenhaus Regensburg
Universitätsstraße 84

Öffentliche Verkehrsmittel:
Buslinien 6, 11 ab Hauptbahnhof

Telefon:
Vermittlung 0941 / 941- 0
Durchwahl 0941 / 941- 1007

Telefax: 0941 / 941- 1009

Unser Zeichen. (Bitte bei Antwort angeben)	Bearbeiter/-in	Ihr Zeichen	Regensburg, den
	Dr. CC/Scha		01.06.96

BADO - ENTWURF !

Alfons Mustermann, geb.01.01.1900, wohnhaft:
Bahnhofstraße 1, D-93047 Regensburg, Tel.123456

Sehr geehrter Herr Kollege,

haben Sie besten Dank für die freundliche Überweisung des Herrn Mustermann, der sich vom 17.11. - 23.12.1995 zum dritten Mal in unserer stationären Behandlung befand. Herr M. wurde nach Artikel 10/2 des Bayer. Unterbringungsgesetzes von der Polizei in die Klinik gebracht, erklärte sich hier dann aber freiwillig mit der Behandlung einverstanden.

Diagnosen: Manische Phase bei bipolarer affektiver Psychose (ICD-9 Nr. 296.2; ICD-10 F31.1)
Diabetische Polyneuropathie (ICD-9 Nr. 357.2).
Diabetes mellitus (ICD-9 Nr. 250.0)

Spezielle Risiken: Carbamazepin-Allergie!

Biografische und soziale Anamnese

Herr M. hat die Hauptschule und eine Lehre absolviert, war zuletzt selbständiger Schuster und bezieht jetzt Altersrente. Herr M. ist verheiratet und lebt mit seiner Ehefrau in privater Wohnung zusammen.

***

Abb. 2. Beispiel für einen vom BADO-PC generierten Textbaustein zum Arztbrief

Unter dem Aspekt der Arbeitsvereinfachung kann es sogar lohnend sein, weitere Angaben, die man ohnehin dokumentieren muß, mit in die Erhebungsbögen aufzunehmen: So ist es z. B. einfacher und sicherer, die Entlassungsmedikation in den Computer einzugeben und von diesem dann auf den vorläufigen Kurzarztbrief, in die Krankengeschichte sowie in den endgültigen Abschlußbericht ausdrucken zu lassen, statt das jeweils von Hand neu zu schreiben oder zu diktieren. Obendrein hat man dann den Vorteil, daß die im Computer gespeicherte Entlassungsmedikation sich auch noch für Auswertungen zur Nebenwir-

Psychiatrische Anamnese

Es handelte sich um den dritten stationären Aufenthalt bei uns; in anderen psychiatrischen Kliniken wurde Herr M. bisher nach seinen Angaben nicht behandelt.
Erstmals war Herr M. 1975 in stationärer psychiatrischer Behandlung. Zuletzt war Herr M. am 15.01.1994 aus unserer Klinik entlassen worden.
Die jetzige Krankheitsmanifestation begann etwa vier Wochen bis drei Monate vor der Aufnahme.
Seit der letzten Klinikentlassung waren Herrn M. Antidepressiva und Lithium verordnet worden; beides hatte er abgesetzt.
Wegen der jetzt zur Aufnahme führenden Erkrankung war bereits eine ambulante psychi- atrische Behandlung eingeleitet worden.
Anamnestisch ist mindestens ein Suizidversuch bekannt; im Vorfeld der jetzigen Aufnahme wurden keine Suizialität und keine Selbstverletzung berichtet, jedoch fremdaggressive Tendenzen (bedrohliches Verhalten).
***

Psychiatrischer Aufnahmebefund
***

Somatischer Aufnahmebefund

***

Zusatzuntersuchungen

a) Folgende Untersuchungen ergaben **keine** nennenswerten pathologischen Befunde: EEG, CCT, Liquor-Diagnostik.

b) Normabweichungen fanden sich bei: EMG/NLG, evozierte Potentiale, Dopplersonographie (nähere Angaben siehe unten).

Therapie und Verlauf

***

Empfohlene Weiterbehandlung

***

Mit der Bitte um die üblichen Laborkontrollen und Dosisanpassungen der Medikamention verbleiben wir

mit freundlichen Grüßen

Abb. 2 (*Forts.*)

kungs- oder Rückfallquote etwa in Rahmen des Drug-Monitoring nutzen läßt. Übrigens läuft das Arzneimittelüberwachungsprojekt (AMÜP) im Bezirkskrankenhaus Regensburg natürlich auch in Verbindung mit der BADO (vgl. Jost u. Klein 1992).

Umgekehrt haben diese praktischen Nutzanwendungen der BADO den sehr wesentlichen Nebeneffekt, daß die Ärzte bzw. Psychologen ein *Eigeninteresse* daran bekommen, die Erhebungsbögen frühzeitig, vollständig und sorgfältig auszufüllen, weil sie nur so einen brauchbaren Krankengeschichts- und Arztbriefentwurf bekommen, den sie dann ja auch unterzeichnen müssen.

Jenseits dieser eher banalen Alltagsanwendungen haben wir in Regensburg in den letzten Jahren die Erfahrung gemacht, daß viele Kolleginnen und Kollegen ihre skeptische oder ablehnende Haltung gegenüber der BADO revidieren, wenn man ihnen einen flexiblen und unbürokratischen Auswertungs-Service anbietet. Insbesondere Abteilungs- und Oberärzte lassen sich nicht nur die Psych-PV-Auswertungen für ihren jeweiligen Zuständigkeitsbereich gerne zusammenstellen, sondern kommen nach und nach auch darauf, wie nützlich es für Besprechungen, Planungen, hausinterne Kasuistiken, Öffentlichkeitsarbeit, Vorträge, Publikationen oder zur Befriedigung der eigenen Neugier sein kann, sich diese oder jene Auswertung der im eigenen Bereich behandelten Klientel geben zu lassen. Solche Anfragen und Initiativen sollte man stets unterstützen und entweder sofort oder innerhalb von 2 Tagen beantworten.

Das setzt allerdings voraus, daß man nicht nur den BADO-PC im ärztlichen Bereich stehen und darauf eine intelligent angelegte Software installiert hat, sondern vor allem, daß man einen entsprechenden BADO-Beauftragten gefunden hat, der solche Serviceleistungen und alles übrige entgegenkommend und freundlich erledigt. Nach unserer Erfahrung sind Psychologinnen and Psychologen für diese Aufgabe in der Regel besonders geeignet. Ob und wie gut die BADO, die Qualitätssicherung und die Qualitätszirkelarbeit in der einzelnen Klinik funktionieren, hängt ganz wesentlich vom Geschick des oder der Qualitätsbeauftragten ab.

Fazit: Mit der BADO allein geht längst nicht alles, aber ohne BADO geht in der psychiatrischen Qualitätssicherung nichts!

Literatur

Böcker F (1993) Versorgung psychisch Kranker in somatischen Abteilungen. Krankenhauspsychiatrie Sonderh 4: 9–12

Cording C (1995a) Stand der psychiatrischen Basisdokumentation in den alten und neuen Bundesländern. Krankenhauspsychiatrie 6: 6–10

Cording C (1995b) Basisdokumentation und Ergebnisqualität. In: Gaebel W (Hrsg) Qualitätssicherung im psychiatrischen Krankenhaus. Springer, Wien New York, S 173–181

Cording C (1995c) Qualitätssicherung mit der Basisdokumentation. In: Haug H-J, Stieglitz R-D (Hrsg) Qualitätssicherung in der Psychiatrie. Enke, Stuttgart, S 169–183

Cording C (1995d) Qualitätssicherung in der Psychiatrie. In: Cording C, Fleischmann H, Klein HE (Hrsg) Qualitätssicherung in der Suchttherapie. Die Entzugsbehandlung von Drogenabhängigen im psychiatrischen Krankenhaus. Lambertus, Freiburg, S 9–24

Cording C, Gaebel W, Spengler A et al. (1995) Die neue psychiatrische Basisdokumentation. Eine Empfehlung der DGPPN zur Qualitätssicherung im (teil-)stationären Bereich. Spektrum Psychiatrie Nervenheilkd 24: 3–41

Dilling H, Balck F, Bosch G et al. (1982) Die psychiatrische Basisdokumentation. Spektrum Psychiatrie Nervenheilkd 11: 147–160

Flemming CF (1844) Einladung an die Irrenanstalts-Direktoren zur Benutzung gemeinschaftlicher Schemata zu den tabellarischen Uebersichten. Allgemeine Zeitschrift Psychiatrie 1: 430–440

Gaebel W (Hrsg) (1995) Qualitätssicherung im psychiatrischen Krankenhaus. Springer, Wien New York

Gaebel W, Wolpert E (1994) Qualitätssicherung in der Psychiatrie, ein neues Referat der DGPPN. Spektrum Psychiatrie Nervenheilkd 23: 4–13

John U, Dilling H (1989) Stand der psychiatrischen Basisdokumentation in der Bundesrepublik Deutschland. Nervenarzt 60: 510–515

Jost D, Klein HE (1992) Das Arzneimittelüberwachungsprojekt (AMÜP) als Methode zur Qualitätssicherung an psychiatrischen Versorgungskrankenhäusern. In: Reimer F (Hrsg) Qualitätsstandards in der Psychiatrie. Weissenhof, Weinsberg, S. 79–92

Kristen R, Imbeck J, Kunze H (im Druck) Ein Beitrag der Basisdokumentation zur Überprüfung gemeindepsychiatrischer Ziele. Sozialpsychiatr Informationen

Pietsch-Breitfeld B, Selbmann H-K (1992) Qualitätssicherung am Beispiel der Perinatologie und Chirurgie. Z Orthop 130: 352–356

Schneider KTM, Oettle W, Dumler EA, Schöffel J, Selbmann H-K, Graeff H (1991) Klinikinterne, individuelle Leistungserfassung und geburtshilfliche Qualitätssicherung. Geburtshilfe Frauenheilkd 51: 431–436

Spengler A (1994) Sofortige zwangsweise Unterbringungen in der BRD 1991–1992: Erste Ergebnisse. Psychiatr. Prax 21: 118–120

Spießl H, Cording C, Klein HE (1995) Erfassung der Patientenzufriedenheit in der Psychiatrie. Krankenhauspsychiatrie 6: 156–159

Woggon B (1983) Prognose der Psychopharmakatherapie. Enke, Stuttgart

Diskussion zu Vortrag 3

von Dr. C. Cording

Dr. Dr. G. Niklewski
Herr Cording, wie haben Sie das Problem mit dem Datenschutzbeauftragten gelöst? Ich mußte einen Eid schwören, daß der BADO-Rechner nicht allgemein zugänglich ist und daß hohe Auflagen befolgt werden.

Dr. C. Cording
Der BADO-PC soll im Krankenhaus nur innerhalb des ärztlichen Bereiches zugänglich sein. Da es sich um Daten handelt, die man zur ordnungsgemäßen Erledigung des Behandlungsauftrages braucht – das ist eine offizielle Empfehlung der DGPPN, was zu dokumentieren ist im Basismodul – stößt es nicht prinzipiell auf Schwierigkeiten. Der Zugang zu diesen Daten muß aber entsprechend gesichert sein. Auch die Verwaltung darf darauf keinen Zugriff haben.

Prof. Dr. W. Gaebel
Die externe Qualitätssicherung, die Sie mit diesem Instrument angesprochen haben, liefert ja zunächst nur deskriptive Daten. Was daraus dann wird, ist Sache der Institution. Die Klinik muß selbst überlegen und entscheiden, was zu tun ist, damit ihre Ergebnisse besser werden.

Dr. Christiane Hornstein
Wird nicht der Nutzen der BADO als Instrument zu Qualitätsvergleichen verschiedener Kliniken wieder dadurch eingeschränkt, daß jetzt Modifikationen in Umlauf kommen, die den Interessen einzelner Bundesländer vielleicht mehr entsprechen?

Dr. C. Cording
Das ist eine berechtigte Frage. Wir haben uns nach einem langen und mühevollen Prozeß auf der Ebene unserer Fachgesellschaft DGPPN auf ein Basismodul geeinigt. Jeder kann es nach eigenen Vorstellungen erweitern, aber niemand sollte von diesem kleinsten gemeinsamen Nenner etwas weglassen.

Priv.-Doz. Dr. J. Fritze
Inwieweit erlaubt die BADO Qualitätssicherung bezüglich der Validität der Diagnose? Davon hängt ja letztlich alles ab. Werden beispielsweise schizoaffektive Psychosen als Schizophrenien klassifiziert, dann werden Ergebnisse und Verweildauer natürlich besser.

Dr. C. Cording
Die BADO sieht keine Validierung von Diagnosen vor. Das ist ein Grund, weswegen ich es für wichtig halte, die Daten auf die Einwohnerzahl zu beziehen. Wenn beispielsweise in einer bestimmten Klinik unter den Patienten aus dem Pflichtversorgungsgebiet bezogen auf die Einwohnerzahl im Vergleich zu anderen Kliniken eine wesentlich höhere Rate an schizoaffektiven Psychosen zu beobachten ist, dann ist das ein auffälliges Merkmal, das zu Diskussionen vor Ort Anlaß geben kann.

Dr. S. Haas
Wenn die BADO ordentlich gemacht werden soll, dann ist der Aufwand doch relativ hoch. Ich bezweifle, ob sich das noch nebenher unterbringen läßt. Ideal wäre sicher eine eigens dafür eingestellte Kraft, sofern man niemanden dazu verdonnern will. Damit stellt sich natürlich wieder die Frage der Finanzierung.

Dr. C. Cording
Ich warne dringend davor, jemanden dazu zu verdonnern. Es muß jemand sein, der selber Spaß dran hat, und es sollte jemand sein, der im eigenen Haus Ansehen genießt und die Sache propagieren kann, sonst scheitert das. Nach meiner Erfahrung sind Psychologinnen und Psychologen dafür oft gut geeignet. Man muß mit Ängsten und Widerständen rechnen, man muß sie ernstnehmen und glaubwürdig dagegen angehen. Wir haben zum Beispiel vermieden, die Namen der behandelnden Ärzte in die BADO aufzunehmen, um der Angst entgegenzuwirken, kontrolliert zu werden. Wir rechnen mit einem Bedarf von einer halben Akademikerstelle plus einer halben Dokumentationsassistentenstelle pro 2000 Aufnahmen im Jahr. Das gilt natürlich nur für die BADO, noch nicht für die Qualitätssicherung.

Priv.-Doz. Dr. W. Strick
Ziel der Qualitätssicherung ist ja nicht nur die Verbesserung der Qualität, sondern auch des Verhältnisses von Qualität und Kosten. Es kann durchaus sein, daß in bestimmten Kliniken aufgrund einer anspruchsvolleren Patientenpopulation höhere Kosten entstehen. Inwieweit kann die BADO diese Unterschiede messen?

Dr. C. Cording
Es werden eine ganze Reihe von Patientenstrukturmerkmalen erfaßt, wie etwa Schulbildung, soziale Schichtzugehörigkeit und so weiter, die auch einen gewissen Aufschluß über das Anspruchsniveau oder den Kompliziertheitsgrad der Patienten bieten.

4 Die Psychiatrie-Personalverordnung als Instrument der Qualitätssicherung in der stationären Psychiatrie

H. KUNZE

Die Psychiatrie-Personalverordnung (Psych-PV) hat seit 1991 zu einer erheblichen Personalaufstockung in der Krankenhauspsychiatrie – beim therapeutischen Personal um etwa 20%, an einzelnen psychiatrischen Krankenhäusern um bis zu 40% – geführt. Damit verbunden sind konkrete Anforderungen sowohl an die Leistungsträger als auch an die Leistungserbringer zur Qualitätssicherung und -verbesserung in der psychiatrischen Versorgung. Zum ersten Mal wurde damit eine rechtsverbindliche Verknüpfung zwischen Aufgaben und Mitteln zur Aufgabenerfüllung gegeben. Die Psych-PV legt jedoch nicht einfach den Personalbestand für Stationen oder Kliniken fest, sondern definiert die zur Behandlung der Patienten notwendigen therapeutischen Leistungen sowie die dafür erforderlichen Rahmenbedingungen innerhalb und außerhalb der Klinik. Die Umsetzung der Psych-PV ist somit nicht nur ein quantitatives Problem der richtigen Berechnung der Personalaufstockung, sondern insbesondere ein langwieriger und differenzierter Prozeß der Qualitätsoptimierung und -sicherung. Zentrales Mittel zum Erreichen des Behandlungsziels ist das gemeinsame, zielgerichtete Handeln eines multiprofessionellen Teams unter ärztlicher Verantwortung und die am Bedarf der Patienten orientierte Zusammenarbeit zwischen Klinik und außerklinischen Hilfsnetzen.

4.1 Einleitung: Der Zusammenhang zwischen Qualitätssicherung und Psychiatrie-Personalverordnung (Psych-PV)

Qualitätssicherung – ein neuer Begriff in aller Munde, auch in der Gefahr modisch verschlissen zu werden. Das wäre bedauerlich, denn die Aufgabe, die dieser Begriff bezeichnet, ist richtig und wichtig.

Helfende Berufe haben ihre Berechtigung nicht allein aus der selbst definierten guten Absicht. Rechenschaft über helfendes Tun wird zunehmend erwartet und eingefordert von

- den Betroffen, die Hilfe erhalten oder erwarten und eine maximale Qualität der Hilfe suchen;
- anderen professionellen Nutzern, mit denen wir kooperieren (sonstiges medizinisches Hilfesystem, soziales Hilfesystem, Polizei, Gerichte usw.);

Bayer-Tropon-Symposium, Bd. XI
Qualitätssicherung in der Psychiatrie
Hrsg. M. Berger u. W. Gaebel

- den Kosten- und Leistungsträgern: hier geht es um Kostenbegrenzung bei optimaler Qualität (Effizienz);
- Ministerien und Aufsichtsbehörden, die die Investitionsmittel vergeben und außerdem sicher sein wollen, daß keine Mißstände auftreten;
- Konsumentenorganisationen (haben in den USA eine lange Tradition);
- Medien: als Interessenvertreter der Nutzer (oder Vermarktung von spektakulären Fällen zu Unterhaltungszwecken?).

Unabhängig von all den möglichen Interessenten an Qualitätssicherung sollten wir als Krankenhaus vorneweg ein zentrales Interesse haben, langfristig und stetig die Qualität unserer Leistungen zu optimieren. Dies gelingt nur, wenn alle an der Funktionsfähigkeit des Krankenhauses je mit ihrer Aufgabe und Zuständigkeit beteiligten MitarbeiterInnen dies *gemeinsam wollen*, wenn Optimierungskonzepte nicht als Vorwurf, die bisherige Praxis sei schuldhaft und schlecht, abgelehnt werden. Selbst gefundene Fehler und Schwachstellen sind wichtige Ausgangspunkte für Lernen und Qualitätsverbesserung. Es geht nicht um Fehlersuche für Maßregelungen, Bestrafungen oder Sanktionen. Das für Qualitätsoptimierung geeignete Betriebsklima, das die Identifikation mit der Aufgabe des Krankenhauses sowie Offenheit und Vertrauen fördert, wird vor allem von der Krankenhausleitung und den Führungskräften in den verschiedenen Bereichen und Ebenen des Krankenhauses beeinflußt.

Kriterien für Qualität hängen entscheidend von den Zielen ab, die als wichtig angesehen werden, und nicht primär davon, was meßbar und zählbar ist, oder welche Therapiemethoden am meisten Prestige bringen oder den höchsten Marktwert haben. Ein ganz wichtiger Ausgangspunkt für Qualitätssicherung ist die Psychiatrie-Personalverordnung.

Die 1991 begonnene Personalaufstockung in der Krankenhauspsychiatrie entsprechend der Psych-PV wird bis Ende 1995 – wie ursprünglich geplant – realisiert, obwohl im Gesundheitswesen Sparen angesagt ist. Nach den vom Ministerium 1990 zugrunde gelegten Vorausberechnungen führt die Umsetzung der Psych-PV zu einem Anstieg von Personalstellen für therapeutisches Personal um durchschnittlich etwa 20%, bei einzelnen Psychiatrischen Krankenhäusern bis zu 40%.

Die Ministerialräte und die Mitglieder der Expertengruppen waren sich einig, daß die Verantwortbarkeit einer solchen Verteuerung klinisch-psychiatrischer Behandlung nicht einfach auf die allgemeine Annahme gestützt werden kann: Ärzte, Therapeuten sind gute Menschen und wollen immer nur das Beste für ihre Patienten und Patientinnen. Vielmehr wurden unter Bezug auf die seit 1989 im § 137 SGB V verankerte Pflicht zur Qualitätssicherung entsprechende Konkretisierungen in die Psych-PV eingebaut.

Die Psych-PV definiert die typischerweise zur Behandlung notwendigen therapeutischen Leistungen sowie die dafür vorauszusetzenden strukturellen Rahmenbedingungen (in der Klinik und in dem Gebiet, für das die Klinik zuständig ist). Der Verordnungsgeber will auch strukturbildende Impulse setzen, denn es wäre unverantwortlich, den neuen Wein einfach in alte Schläuche zu füllen.

Die Psych-PV verknüpft die Personalbemessung mit Aufgaben und Leistungen, denen ein therapeutisches Konzept zu Grunde gelegt ist. Diese Verknüpfung hat einerseits eine Bindungswirkung von den Leistungsträgern (den Kassen) in Richtung auf die Leistungserbringer (die Krankenhäuser): Das über die Psych-PV finanzierte therapeutische Personal kann nicht für irgend welche Aktivitäten eingesetzt werden, sondern die Kassen können nachprüfen, ob eine der Personalaufstockung entsprechende Verbesserung der Behandlung erreicht wird.

Diese Verknüpfung hat aber andererseits eine Bindungswirkung von den Leistungserbringern zu den Leistungsträgern. Die Leistungsträger können nicht einfach – z. B. unter Hinweis auf leere Kassen – Personalkürzungen verlangen, ohne zugleich auch die Verantwortung dafür übernehmen zu müssen, welche Aufgaben und Leistungen denn damit wegfallen sollten, abgesehen davon, daß die Psych-PV nur nach den Regeln für Rechtsverordnungen geändert werden könnte.

Zum ersten Male ist eine rechtsverbindliche Verknüpfung zwischen Aufgaben und Mitteln zur Aufgabenerfüllung gegeben. Das war zuvor anders. Das Konzept der regionalen Versorgungsverpflichtung, das es in der übrigen Medizin so nicht gibt, definiert zwar einerseits aus der Sicht von Patienten einen Anspruch auf klinische psychiatrische Behandlung. Aber Krankenhäusern untersagte die Versorgungsverpflichtung andererseits, die Verantwortung für die Behandlung von Patienten abzulehnen, wenn man sich dazu unter Bezug auf therapeutische und humanitäre Standards nicht in der Lage sah. Ich habe noch erlebt, daß Krankenhäuser, die Aufnahmen unter Hinweis auf Betten- und Personalmangel ablehnten, zur Aufnahme gezwungen wurden, indem für Patienten ein Unterbringungsbeschluß erwirkt wurde.

4.2 Verbesserung der Behandlung: Ziele, strukturelle Impulse und Rahmenbedingungen

In der öffentlichen Ankündigung der Psych-PV durch den 1990 zuständigen Arbeitsminister heißt es: "Die geplante Verordnung dient vor allem dem Ziel, in der Psychiatrie eine Therapie zu ermöglichen, die die Patienten befähigt, *außerhalb stationärer Einrichtungen* ihr Leben weitgehend *selbst* zu gestalten, sie also wieder in die Gesellschaft *einzugliedern*." Damit klinische Behandlung dieses Ziel erreichen kann, sind bestimmte Rahmenbedingungen und Voraussetzungen erforderlich.

4.2.1 Wohnortnahe Behandlung und Versorgungsverpflichtung

"... *Versorgungsverpflichtung* ... ist eine wesentliche Voraussetzung für eine *gemeindenahe* Versorgung psychisch Kranker. Für psychiatrische Einrichtungen ohne Versorgungsverpflichtung gelten die Personalvorgaben nach dieser Verordnung nur mittelbar; über den in der Regel geringeren Personalbedarf ist mit den Krankenkassen zu verhandeln." (Amtliche Begründung IV, 3; Hervorhebungen H.K.). Mit der Versorgungsverpflichtung soll garantiert werden, daß auch chronisch und schwer kranke Patienten wenigstens an einer Adresse ein Anrecht auf wohnortnahe Behandlung haben und nicht erst wohnortfern einen Behandlungsplatz finden. Die Aufnahmepflicht bindet einseitig die Klinik, die freie Wahl des Krankenhauses für Patienten bleibt davon unberührt.

Es soll ein Anreiz gesetzt werden auch für psychiatrische Abteilungen und Universitätskliniken zur Übernahme der Versorgungsverpflichtung für ein definiertes Gebiet, um so die Versorgungsverpflichtung von psychiatrischen Krankenhäusern für zu große Regionen abzubauen. Dies schließt Spezialisierungen und abgesprochene Aufgabenverteilungen zwischen psychiatrischen Krankenhäusern und Abteilungen sowie Universitätskliniken nicht aus (vgl. auch das entsprechende Sondervotum von Haefner zur Psychiatrieenquête 1975).

Wohnortnähe ist zwar ganz angenehm, aber nicht von entscheidender Bedeutung für Menschen mit Erkrankungen, sei es psychiatrischen oder somatischen, die akut einsetzen und nach Tagen oder Wochen folgenlos ausheilen: Denn der Arbeitsplatz, der Platz als Familienmitglied, im Freundeskreis usw. wird freigehalten, und nach einigen Wochen kann die geheilte Person problemlos da weitermachen, wo er/sie mit Beginn der Erkrankung unterbrochen wurde. Doch gerade für chronisch und schwer kranke Patientinnen und Patienten ist die wohnortnahe Behandlung besonders wichtig, damit sie durch wohnortferne Behandlung nicht noch weiter sozial ausgegliedert und entwurzelt werden. In der Präambel der Expertengruppe (die in die Amtliche Begründung übernommen wurde) heißt es zur klinisch-pychiatrischen Behandlung unter anderem: "Bestandteil jeder klinisch-psychiatrischen Behandlung ist die *Ausrichtung auf Wiedereingliederung*. Aus diesem Grund umfaßt stationäre psychiatrische Behandlung nicht nur Tätigkeiten "am Bett" oder "auf dem Klinikgelände", sondern auch therapeutische Aktivitäten im privaten und beruflichen Lebensfeld. Bei längerer Krankheitsdauer rückt die mehrdimensionale rehabilitative Behandlung von krankheitsbedingten Einbußen in den Vordergrund."

Diagnostik und Therapie sind *lebensfeldbezogen* (Abb.1). Die Therapeuten beziehen Angehörige, Freunde, Nachbarn, Arbeitskollegen mit ein und kooperieren eng mit den im Lebensfeld vorhandenen Hilfeinstitutionen wie niedergelassenen Ärzten, Fachärzten, Beratungsstellen, komplementären Einrichtungen usw., damit psychisch kranke Personen in ihrem Lebensfeld auch mit fortbestehenden psychischen Störungen integriert bleiben können statt Dauerunterbringung in einer Anstalt. Absprachen über Aufgabenverteilungen und Spezialisierungen zwischen benachbarten Kliniken müssen dies berücksichtigen: zu große Entfernungen behindern lebensfeldbezogene Behandlung und Rehabilitation.

Stationäre Krankenhausbehandlung *darf nur so lange dauern*, wie sie notwendig ist und nicht andere, weniger aufwendige Hilfen ausreichen (vgl. § 39 und 27 SGB V). Nach § 39 darf Krankenhausbehandlung nur dann vollstationär erfolgen, wenn sie gemäß Prüfung durch das Krankenhaus nicht teilstationär, vor- und nachstationär oder ambulant erbracht werden kann. Wohnortferne ist kein Grund für vollstationäre Behandlung. Krankenhausbehandlung ist immer nur *subsidiär* zu anderen, weniger aufwendigen und nicht psychiatrisch spezialisierten Hilfeformen. - All dies hat Wohnortnähe als strukturelle Voraussetzung.

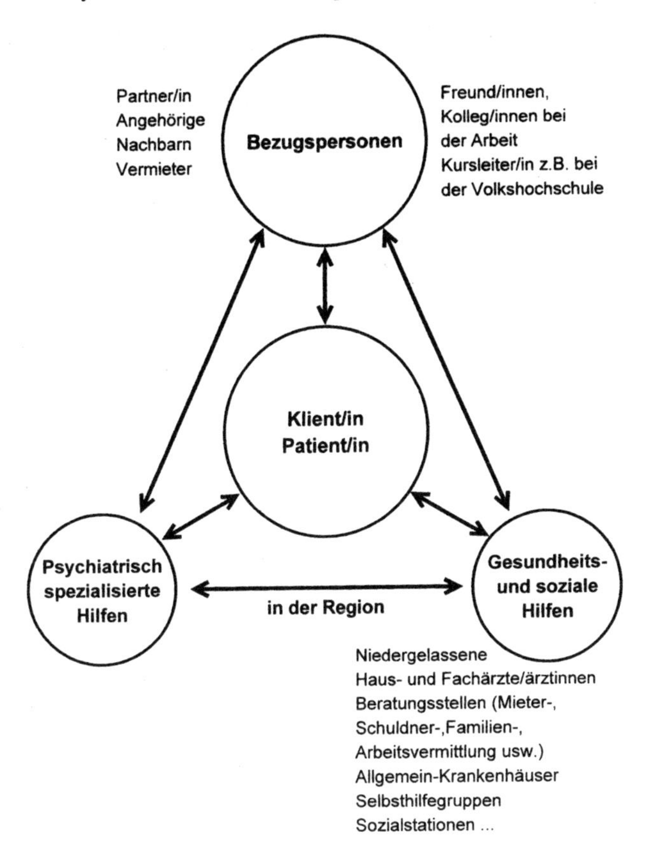

Abb. 1. Behandlung mit Bezug auf das Lebensfeld

4.2.2 Personenzentrierter Behandlungsprozeß

Die Psych-PV definiert nicht Personal für Stationen oder Kliniken, sondern *Leistungen für Patienten*. Sie ist also nicht institutions-, bettzentriert, sondern personenzentriert. Allerdings wäre es ein Mißverständnis, wenn als Qualitätsnachweis der Beleg verwendet würde, daß die in den Regelaufgaben der therapeutischen Berufsgruppen definierten Tätigkeiten (mit ihren entsprechenden Minutenwerten) ausgeführt wurden. Dies ist ebensowenig ein Beleg für die Zielerreichung wie bei bürokratisch verkrusteten Organisationen die Einhaltung des komplizierten Regelwerkes von Vorschriften eine Garantie für ihre Aufgabenerfüllung.

Krankenhausbehandlung ist wie jede Behandlung *zielgerichtet* (§ 27 SGB V). In Anlage 1 der Psych-PV sind für die Teilgebiete Allgemeine Psychiatrie, Abhängigkeitskranke und Gerontopsychiatrie die je 6 Behandlungsbereiche definiert. (Ich beschränke mich hier auf die Erwachsenenpsychiatrie. Auf die Parallelstellen, die Kinder- und Jugendpsychiatrie betreffend, sei verwiesen.) Die inhaltliche Beschreibung der Behandlungsbereiche gibt aufgabentypische Schwerpunkte wieder, ist also nicht abschließend, insbesondere im konkreten Einzelfall. Die Darstellung folgt dem Grundkonzept *zielgerichteter* Behandlung:

- Um welche Patienten mit welcher Krankheit geht es?
- Welche Behandlungsziele sollen erreicht werden?
- Mit welchen Behandlungsmitteln?

Die Regelaufgaben (Tätigkeitsprofile) sind nach therapeutischen Berufsgruppen getrennt aufgeführt. [Dies war nötig, insofern die Regelaufgaben die inhaltliche Begründung für die Minutenwerte (vgl. § 5) darstellen. Die Minutenwerte sind die Grundlage zur Berechnung des therapeutischen Personals einer Klinik, nicht die Zeitwerte der Regelaufgaben]. In der Praxis der Behandlung und in ihrem Bezug auf die Behandlungsbereiche A1 bis G6 sind die Regelaufgaben der verschiedenen therapeutischen Berufsgruppen je Behandlungsbereich in ihrem wechselseitigem Bezug zu sehen. Denn das zentrale Mittel zur Erreichung der Behandlungsziele ist das *zielgerichtete Handeln des multiprofessionellen Teams* unter ärztlicher Verantwortung.

Die Zeitwerte der Regelaufgaben der Therapeuten sind Durchschnittswerte für gedachte Gruppen von Patienten eines Behandlungsbereiches, z. B. A1. Sie sind also keine bindende Vorgabe für die Behandlung einzelner Patienten, z. B. bei einer externen Überprüfung. Die Expertengruppen orientierten sich am *Standard der Individualisierung* von klinischer Behandlung. An allen denkbaren Stellen in der Konstruktion der Psych-PV wurde dafür Raum gelassen.

Das zielgerichtete Handeln des multiprofessionellen Teams ist ein sehr viel komplexerer Vorgang als die möglichst fehlerfreie Weitergabe und Ausführung von ärztlichen Anordnungen, die aus einer Visite des Doktors mit der Stationsschwester hervorgehen. Die verschiedenen Qualifikationen der Therapeuten führen zu berufsspezifischen Sichtweisen der Probleme des Patienten. Hier geht es nicht darum, wer hat recht, sondern jede Sichtweise erfaßt einen Teil der Wirklichkeit. Eine möglichst vollständige Erfassung der Wirklichkeit gelingt dann, wenn die verschiedenen Sichtweisen patientenbezogen zusammengefaßt werden und daraus aufeinander abgestimmte Aufgaben für die verschiedenen beteiligten Therapeuten abgeleitet werden. Die Behandlungsarbeit des multiprofessionellen Teams sollte sich nach dem Zirkel strukturieren: gemeinsame Problemdefinition, Zieldefinition, Behandlungsschritte, Erfolgskontrolle. Auch die Dokumentation der Behandlung muß aufeinander abgestimmt sein, um diesen zielgerichteten Behandlungsprozeß zu unterstützen.

Die Therapiedokumentation hat den individuellen Behandlungsprozeß darzustellen, um die Orientierung in dem zielgerichteten Behandlungsprozeß zu verbessern. Sie ist so eine wichtige Hilfe vor allem für die behandelnden Therapeutinnen und Therapeuten einschließlich deren Vorgesetzte, aber auch für nachfolgende Therapeuten, z. B. bei Wiederaufnahmen. In unserem Krankenhaus arbeiten wir seit einiger Zeit daran, die traditionell nach Berufsgruppen getrennte Dokumentation patientenbezogen zu integrieren – entsprechend dem Handeln des multiprofessionellen Teams.

Patientenorientierte Teamarbeit setzt eine entsprechende *Dienstplangestaltung* voraus. Dienstplangestaltung kann nach *zentralistisch-bürokratischen* Vorgaben oder *mitarbeiterzentriert* oder *patientenzentriert* erfolgen. Bei uns war ein entscheidender Fortschritt erreicht, als wir die werktägliche einstündige Therapiekonferenz eingeführt haben, an der alle der Station fest zugeordneten Therapeutinnen und Therapeuten teilnehmen und die mit der Station kooperierenden Therapeuten (z. B. Ergotherapie) zu definierten Zeiten hinzukommen.

Von großer Bedeutung ist ein auf Überzeugung und Motivation ausgerichteter *Führungsstil* auf allen Hierarchieebenen. Denn wenn ein Ziel der Krankenhausbehandlung darin besteht, daß die Patienten davon überzeugt werden, daß die psychiatrische Behandlung für sie gut ist, damit sie diese auch ambulant nach der Entlassung fortführen (*Compliance*), so ist eine entscheidende Voraussetzung dafür, daß die Vorgesetzten der verschiedenen Ebenen im Krankenhaus ihre Mitarbeiter und Mitarbeiterinnen entsprechend motivieren.

Für diese komplexe Arbeitsform, (zielgerichtetes Handeln des multiprofessionellen Teams unter ärztlicher Verantwortung) gibt es eine weitere wichtige Voraussetzung: die *Verkleinerung* der Station auf 18 bis 16 Betten trägt dazu bei, die Patienten als je besondere Person mit besonderer Biographie und besonderer Lebenssituation überhaupt wahrnehmen zu können. Außerdem soll durch die Verkleinerung der Anteil von psychischen Störungen, der durch die Zwangsintimgemeinschaft von zusammengewürfelten Menschen auf einer Station erst erzeugt wird, möglichst minimiert werden. Nach der Präambel der Expertengruppe ist eine spezifische Voraussetzung der stationären Behandlung die *Gestaltung des therapeutischen Milieus* auf der Station: die Station als therapeutisch wirksamer Lebensraum unter Berücksichtigung der speziellen Störungen und der Krankheitsdauer.

Diese Verkleinerung der oft noch zu großen Stationen wird einerseits in der Begründung zu § 5 Abs. 2 programmatisch gefordert. Andererseits setzt die Verordnung dazu einen Anreiz, indem bei der größten Berufsgruppe, dem Pflegedienst, die Personalbemessung aufgeteilt ist in einen stationfixen Basiswert (Sockel) und einen Minutenwert je Behandlungsbereich. Dies ergibt einen Bonus bei der Verkleinerung von Stationen bis zu 16 belegten Betten.

4.2.3 Kontinuität und Lebensfeldbezug der Behandlung als Klinikstruktur bildende Vorgaben

Wenn Behandlung ein derart komplexer Vorgang ist – ich erinnere an den Lebensfeldbezug sowie den Bezug zu anderen Hilfenetzen in der Region (Abb.1), ich erinnere an das zielgerichtete Handeln des multiprofessionellen Teams – dann kommt der *Kontinuität* von Behandlung eine ganz entscheidende Bedeutung zu, Verlegungen von einer Station zur anderen würden den therapeutischen Prozeß immer wieder unterbrechen. Die *Behandlungsbereiche sind keine Stationstypologie*, vielmehr sollten die aufnehmenden Therapeuten auch diejenigen sein, die entlassen, damit die Vorbereitungen zur Entlassung auch bezogen werden können auf die bei der Aufnahme gegebenen krankheitsbedingten Probleme im Lebensfeld des Patienten.

Die Kontinuität der Behandlung soll auch möglich werden über die Abstufungen von *stationär, teilstationär* und *ambulant* hinweg, insofern die gleichen

Therapeuten vollstationär, integriert teilstationär und ggfs. als Teilzeitbeschäftigte der Institutsambulanz tätig werden können.

Klinisch-psychiatrische Krankenhausbehandlung als so komplizierter Prozeß kann nur gelingen, wenn die Kontakte zwischen drinnen und draußen nicht jedesmal völlig neu sind, weil sie sich nicht über ein so großes Gebiet mit so vielen verschiedenen Instanzen und so vielen Stationen im Krankenhaus verteilen, daß eine Regelmäßigkeit der Zusammenarbeit weder von drinnen nach draußen noch von draußen nach drinnen entstehen kann. *Überschaubarkeit* ist nicht nur eine geografische Perspektive, sondern auch eine Frage der Überschaubarkeit der differenzierten Hilfenetze aus der Sicht der Klinik – und eine Frage der Überschaubarkeit der Klinik aus der Sicht der Hilfenetze in einer Region. Präzise Zusammenarbeit zwischen drinnen und draußen setzt eine ausreichende Reduktion der Komplexität der Kontakte voraus, z. B. geht der Sozialpsychiatrische Dienst des Landkreises auf die Sektorstationen für den Landkreis und muß seine ihm bekannten Patienten nicht im ganzen Krankenhaus suchen oder es gehen z. B. die Selbsthilfegruppen und Suchtberatungsstellen auf die für ihre Region zuständigen Suchtstation und nicht auf alle Stationen des Krankenhauses. Die Dienste und Einrichtungen der Altenhilfe arbeiten mit bestimmten Stationen zusammen und nicht mit dem ganzen Krankenhaus usw.

In der Diskussion zwischen Psychiatrischen Krankenhäusern und Psychiatrischen Abteilungen gibt es in Deutschland eine Kontroverse um die Strukturprinzipien: *Spezialisierung oder Durchmischung*. Ich denke, das ist eine *falsche Alternative*. Es kommt darauf an, die äußeren Bedingungen, die Entwicklung von zielgruppenspezifischen Hilfenetzen einschließlich Selbsthilfegruppen in der Region zu berücksichtigen, insbesondere Suchthilfe und Altenhilfe, wie auch die Kompetenz und Qualifikation der Mitarbeiter und nicht zuletzt den Standort, der historisch entstanden ist und nicht beliebig verändert werden kann infolge von nicht beliebig vermehrbaren Investitionsmitteln. Wir entwickeln eine pragmatische Kombination von Gesichtspunkten unter Berücksichtgung von spezifischen Verhältnissen. Wir

- spezialisieren nach Zielgruppen (A, S, G) gemäß Psych-PV,
- durchmischen innerhalb der Zielgruppen nach Schweregraden einschließlich integriert teilstationär und ambulant,
- berücksichtigen die Sektorisierung eines sonst zu großen Versorgungsbereiches.

Die Psych-PV führt zu einem Klärungsprozeß, welche Patienten *Behandlungsfälle* sind und welche nicht. Dieser Klärungsprozeß hat einen kostentechnischen Aspekt, nämlich es geht um die Kostenträgerschaft der Krankenkasse oder nicht. Zum anderen geht es aber auch um die Frage, welche Hilfefunktion das Krankenhaus für den Patienten hat: Geht es um die Behandlung für einen Menschen, der einen Lebensmittelpunkt außerhalb hat, oder ist das Krankenhaus mangels eines Lebensplatzes, einer Wohnung außerhalb des Krankenhauses zum Lebensort für diesen Menschen geworden (= Pflegefunktion im Sinne der Heil- und Pflegeanstalt)? Nach den Zielsetzungen der Psychiatriereform in Deutschland (Empfehlungen der Expertenkommission 1988 sowie Zur Lage der Psychiatrie in der ehemaligen DDR, 1991) haben insbesondere auch chronisch kranke und behinderte Menschen ein Recht darauf, die Hilfen zu erhalten, die sie benötigen, damit sie in ihrem Kreis/ihrer Stadt auf Dauer leben können, Mitbürger und Mitbürgerinnen bleiben können und nicht ausgegliedert werden, weil sie nur wohnortfern Hilfe finden.

Die Psych-PV regelt den Personalbedarf nur für Krankenhausbehandlung. Diese setzt jedoch strukturell ein entwickeltes gemeindepsychiatrisches Hilfenetz voraus, so daß niemand länger im Krankenhaus bleibt, als aus Gründen der Krankenhausbehandlung notwendig. Wenn infolge unzureichender Entwicklung komplementärer Hilfen jemand nicht entlassen werden kann, so hat das Krankenhaus eine *komplementäre Ersatzfunktion* für unzureichende Hilfen in dem Kreis oder der Stadt, aus der der Patient stammt. Dafür wäre aber dann nicht die Krankenkasse kostentechnisch zuständig.

4.3 Hebel der Krankenkassen zur Umsetzung der Psych-PV, insbesondere die Verbesserung der Behandlung betreffend

Die Krankenkassen können auf verschiedenen Ebenen ansetzen:

- Die Überprüfung der Notwendigkeit und Dauer klinisch-stationärer Behandlung ist älter als die Psych-PV. Doch konkretisiert die Psych-PV Kriterien für Krankenhausbehandlung.
- Eine Voraussetzung für die Berechnung des Personals nach der Psych-PV ist die Zuordnung der Patienten nach Behandlungsbereichen. (Vergleiche die mindestens 4 Stichtagserhebungen.)
- Besonders wichtig ist § 4, Abs. 4, Satz 2: Hier geht es um die Prüfung, "ob die Personalausstattung nach dieser Verordnung in ein entsprechendes Behandlungsangebot umgesetzt wurde".

Mit diesen Prüfungen können die Krankenkassen den Medizinischen Dienst der Krankenversicherung (MDK) beauftragen. Im Medizinischen Dienst sind Fachärzte des jeweiligen Gebietes tätig, also in unserem Zusammenhang Psychiater und Psychiaterinnen. Der MDK ist laut Gesetz fachlich unabhängig (vgl. § 275 SGB V). Abweichend von dieser gesetzlich verankerten Unabhängigkeit wird der MDK jedoch häufig anders gesehen, was dann das Verhalten dem MDK gegenüber prägt: Krankenhäuser sehen im MDK den Erfüllungsgehilfen der Kassen, die nur Geld sparen wollen. Krankenkassen befürchten, die MDK-Ärzte seien Komplizen der Krankenhausärzte. Deswegen sind die Aktivitäten zur Überprüfung der Qualitätsherstellung und Qualitätssicherung nur sehr unterschiedlich in Gang gekommen. Laut Psych-PV sind die Landesverbände der Krankenkassen und die Krankenhausseite verpflichtet, Rahmenvereinbarungen (gemäß § 16 der Bundespflegesatzverordnung) abzuschließen, die die verschiedenen genannten Überprüfungen ermöglichen. Die Umsetzung der Psych-PV ist nicht nur ein quantitatives Problem der richtigen Berechnung der Personalaufstockung, sondern insbesondere ein langwieriger und differenzierter Prozeß der Qualitätsoptimierung und Qualitätssicherung. Dies ist aber nicht nur in der Psychiatrie, sondern in fast allen Gebieten der Medizin Neuland und ein komplizierter Prozeß im schwierigen Dreiecksverhältnis von Krankenhäusern, Krankenkassen und Medizinischen Diensten.

Wichtig ist vertrauensbildende Offenheit.

Wir gehen davons aus, daß klinische Psychiatrie nur dann gut ist, wenn sie den Patientinnen und Patienten hilft *und* bezahlbar ist, wenn sie patienten- *und* kostenorientiert zugleich ist. Die Maximierung oder Dominanz der einen oder anderen Seite wirkt insgesamt destruktiv. Therapeuten und für das Geld Verantwortliche (sei es Verwaltung im Krankenhaus oder Krankenkassen) tragen die Verantwortung für Krankenhauspsychiatrie gemeinsam, wenn auch mit deutlich verschiedenen inhaltlichen Schwerpunkten.

Kontraproduktiv wäre nichts zu tun, d.h. den Krankenkassen allein die Entwicklung von Kriterien und Verfahren zu überlassen. Die Beackerung dieses Neulandes in die gemeinsame Verantwortung zu nehmen, ist eine große Chance für uns, daß auch tatsächlich relevante und realistische Kriterien und Verfahrensweisen entwickelt werden.

4.4 Schlußfolgerungen: Bezug zum Anfang

Die erhebliche Verbesserung der Personalsituation in der klinischen Psychiatrie durch die Psych-PV wird nur dann Bestand haben, wenn die Behandlung der Patientinnen und Patienten entsprechend verbessert wird. Zu der Überzeugung, daß der finanzielle Mehraufwand sich lohnt, müssen gelangen

- die Patienten und ihre Angehörigen (siehe Lebensfeldbezug von klinischer Behandlung, vgl. Abb. 1);
- die vor- und nachbehandelnden Ärzte, Krankenhäuser, komplementären Einrichtungen, Beratungsstellen usw. in der Region (vgl. medizinisches und soziales Hilfenetz in der Region, Abb. 1);
- die regionale Öffentlichkeit mit ihren unterschiedlichen Repräsentanten und Meinungsführern; (Über Psychiatrie und Öffentlichkeit habe ich nicht gesprochen.)
- und vor allem die Krankenkassen, wobei der Medizinische Dienst eine wichtige Mittlerfunktion hat.

Zur Überzeugung, daß der finanzielle Mehraufwand der Psych-PV sich lohnt, könnte die Universitätspsychiatrie einen besonderen Beitrag leisten. Ich erinnere an die Hospitalismusforschung vor Jahrzehnten, die ja der Frage nachging, welche Anteile von Symptomatik und Behinderung bei Patienten nicht krankheitsbedingt, sondern milieubedingt sind (Wing 1975; Wing u. Brown 1970). Die Auswirkungen der Personalverbesserung und Milieuverbesserung, der Verbesserung der klinischen Behandlung in der Krankenhauspsychiatrie sind für den klinischen Blick sehr eindrucksvoll: die schwerst kranken Patienten heute wirken nicht mehr so lange und so schwer gestört wie früher, z. B. haben wir seit Jahren keine febrile Katatonie mehr beobachtet. Der Eindruck vieler Kliniker, daß die Personalverbesserung in der klinischen Psychiatrie sehr günstige Auswirkungen auf die Krankheitsverläufe und die Behandlungsergebnisse bei den Patienten hat, müßte auch wissenschaftlich abgesichert werden.

Literatur

Empfehlungen der Expertenkommission der Bundesregierung zur Reform der Versorgung im psychiatrischen und psychotherapeutisch/psychosomatischen Bereich (1988) Bundesministerium für Jugend, Familie, Frauen und Gesundheit (Hrsg), Bonn

Haefner H (1975) Sondervotum. In: Deutscher Bundestag, Drucksache 7/4200: Bericht über die Lage der Psychiatrie in der Bundesrepublik Deutschland. Bonn, (S 415)

Kunze H, Kaltenbach L (Hrsg) (1994) Psychiatrie-Personalverordnung. Textausgabe mit Materialien und Erläuterungen für die Praxis, 2. Aufl. Kohlhammer, Stuttgart 3. Aufl in Vorber

Wing JK (1975) Institutional influences on mental disorders. In: Kisker KP, Meyer J-E, Mueller C Stroemgren (Hrsg) Psychiatrie der Gegenwart, Bd III, 2. Aufl. Springer, Berlin Heidelberg New York, S 327–360

Wing JK, Brown GW (1970) Institutionalism and schizophrenia. University Press, Cambridge

Zur Lage der Psychiatrie in der ehemaligen DDR - Bestandsaufnahme und Empfehlungen (1991) Aktion Psychisch Kranke, Bonn: Gutachten im Auftrag des Bundesministers für Gesundheit

Diskussion zu Vortrag 4

von Prof. Dr. H. Kunze

Priv.-Doz Dr. J. Fritze
Inwieweit basieren die Minutenwerte, die dem Personalbedarf zugrundegelegt werden, auf tatsächlicher Erfassung, und ist eine künftige Weiterentwicklung dieser Minutenwerte vorgesehen?

Prof. Dr. H. Kunze
Die Minutenwerte sind nicht auf einer empirisch-arbeitsanalytischen Grundlage entwickelt worden, sondern beruhen auf dem Fachkonsens der versammelten Experten, unter Berücksichtigung ihrer klinischen Praxis. Wir sind ausgegangen von einer Station mit 16 Betten und einem homogenen Behandlungsbereich, also zum Beispiel nur Patienten in der Phase A1. Dann haben wir unsere klinische Erfahrung und Praxis zusammengetan und überlegt, wie der erforderliche Personalbedarf unter diesen Bedingungen ist und wie sich welche therapeutischen Aktivitäten auf welche Patienten zu welchen Zeiten verteilen. Auf dieser Basis haben wir ganz konkrete Ablaufschemata über Tagesablauf, Wochenablauf usw. erstellt. Das so gefundene Konzept besitzt einen erstaunlich hohen Grad an Plausibilität.

Die Fortentwicklung der Minutenwerte würde ich vorerst nicht thematisieren. Nachdem die Psych-PV bis Ende 1995 quantitativ umgesetzt ist, sollten wir uns jetzt zunächst darauf konzentrieren, die in einigen Kliniken erhebliche Personalaufstockung zur Qualitätsoptimierung und Qualitätssicherung zu nutzen. Hier gibt es noch vieles zu verbessern, und damit sollten wir beginnen.

Prof. Dr. W. Gaebel
Wie ist der Paragraph 4 denn konkret umzusetzen?

Prof. Dr. H. Kunze
Der wichtigste Punkt ist, daß wir Qualitätsoptimierung und -sicherung im Sinne des internen Qualitätsmanagements aus dem Krankenhaus heraus und offensiv betreiben, um als Meinungsführer die relevanten Kriterien und Problemfelder klar herauszuarbeiten, damit sie auf diejenigen, die sich damit beschäftigen sollen, überzeugend wirken. Dabei ist der Austausch zwischen den Kliniken und auch mit Externen sehr wichtig.

Darüber hinaus haben nach meiner Erfahrung die Mitarbeiterinnen und Mitarbeiter in der Klinik mit folgendem Umstellungsproblem zu kämpfen: Früher war Therapie das, was schon immer gemacht wurde. Möglichst viele Aktivitäten im Wochenplan durchzuziehen war gute Therapie. Das ist aber etwas völlig anderes als eine zielgerichtete Therapie, die auf einer Problemanalyse beruht, bei der ich mir als Teil eines multiprofessionellen Teams darüber klar werden muß, worin das relevante Krankheitsproblem besteht, und welche Ziele ich innerhalb welcher Zeit erreichen möchte.

Dabei ist der subsidiäre Charakter von stationärer Krankenhausbehandlung ganz entscheidend. Wir können nicht mehr in der alten Denkweise verbleiben, daß der Patient entlassen wird, wenn er gesund ist, sondern er wird entlassen, wenn er die vollstationäre Krankenhausbehandlung nicht mehr braucht. Dann geht er in die tagesklinische oder in die ambulante Behandlung, zurück zu den Niedergelassenen und subsidiär in die Institutsambulanz. Aber die Definition der Ziele, welche Zwischenschritte muß ich erreichen und mit welchen Mitteln, um den Patienten wieder in die nächstweniger eingreifende, kostengünstigere und auch lebensfeldnähere Behandlungsform zurückzuführen, alle diese Reflexionsprozesse müssen erst einmal eingeübt werden. Das ist am Anfang anstrengend und zeitaufwendig, aber mit zunehmender Übung geht es besser.

Prof. Dr. W. Gaebel
Ich glaube, auch früher haben sich unsere therapeutischen Überlegungen nach den individuellen Gegebenheiten und Erfordernissen des Patienten gerichtet. Die Frage ist nur: Wie weisen wir nach, was wir tun? Mit welchen Instrumenten belegen wir, ob beispielsweise das Personal im Sinne einer Qualitätsverbesserung richtig eingesetzt wird?

Wenn für jeden Patienten die Ziele explizit und ganz konkret definiert werden sollen, wenn sie jederzeit überprüfbar und Bestandteil der Krankengeschichte sein sollen, dann muß man natürlich auch die dokumentarischen Voraussetzungen dafür schaffen. Die BADO ist dazu jedenfalls nicht geeignet.

Prof. Dr. H. Kunze
Ein entscheidender Punkt bei der Qualitätssicherung ist die Frage, wie ein Externer sich eine Meinung darüber bilden kann, ob eine psychiatrische Dienstleistung von hoher Qualität ist. Das Problem besteht darin, daß die Mitarbeiter der Krankenkasse mit einer Fülle von Medizinproblemen zu tun haben, in der Regel von der Verwaltungsseite und nicht vom Fach sind, usw. Es geht also um eine Mittlerfunktion, und diese Mittlerfunktion kommt nach unserem System dem MDK zu. Ich denke, es ist ein großer Fortschritt, daß wir hier heute in aller Regel Kolleginnen und Kollegen vom Fach haben. Ich denke, wenn MDK-Ärzte über mehrere Jahre aus den genannten Anlässen in die Klinik kommen, dann sollten sie dazu eine sehr qualifizierte Meinung abgeben können, wenn sie denn dazu gefragt würden.

Dr. O. von Malzheim
Ich hoffe, daß diese Vertrauensbasis funktioniert. Zwei Dinge machen mich aber sehr skeptisch: Einmal daß die Dreiergruppen der Psych-PV generell befragt werden, einfach summarisch, ob sie nicht auszugliedern wären. Das hat mich sehr hellhörig gemacht. Und das zweite ist, das inzwischen, genau wie früher, am

MDK vorbei extensive Befragungskataloge zur Erhebung der Einzelmaßnahmen an die Kliniken gehen, um den MDK seitens der Kostenträger auszuhebeln.

Prof. Dr. H. Kunze
Ich denke, so wie wir es in der Psych-PV mit den Ministerialen und den Krankenkassen als Weg der Vertrauensbildung konzipiert haben, ist es im Prinzip ein guter Weg. Das kann natürlich nicht verhindern, daß manche Leute diesen Weg umgehen oder mißbrauchen.

5 Modellprojekt zur Qualitätssicherung der klinischen Depressionsbehandlung

Erste Ergebnisse und Erfahrungen aus einem Pilotprojekt
zur Prozeß- und Ergebnisqualität der Behandlung depressiver Patienten
in 4 psychiatrischen Krankenhäusern Baden-Württembergs

M. Wolfersdorf, R.-D. Stieglitz, R. Metzger, Andrea Ruppe, Silke Stabenow, Christiane Hornstein, F. Keller, G. Schell und M. Berger

Vor dem Hintergrund fehlender Untersuchungen zur Qualitätssicherung in der klinischen Psychiatrie und Psychotherapie wurde an vier baden-württembergischen psychiatrischen Einrichtungen ein Pilotprojekt durchgeführt, in dessen Rahmen anhand der Tracer-Diagnose „Depression" die Ergebnis- und Prozeßqualität der Depressionsbehandlung an den teilnehmenden Institutionen systematisch untersucht werden sollte. Dabei sollte auch ermittelt werden, ob ein Monitoring der zuvor festgesetzten Indikatoren überhaupt möglich ist, ob die dafür ausgesuchten Instrumente geeignet sind, welcher Zeitaufwand für eine solche Erfassung erforderlich ist und welche zusätzlichen Belastungen damit für Patienten und Personal entstehen. Schwierigkeiten zeigten sich insbesondere bei der Erfassung der Prozeßqualität. Ursachen waren abweichende Therapieangebote und -schwerpunkte, unterschiedliche Beurteilung der Zufriedenheit durch die Patienten, aber auch unzureichende Meßinstrumente und Indikatoren (fehlender Konsens). Wesentlich einfacher gestaltete sich die Erhebung der Ergebnisqualität bei depressiven Patienten einschließlich Monitoring der Behandlungsklientel. Patientenzufriedenheit mit Behandlungsangebot und -ergebnis weisen jedoch auf methodische Probleme hin. Die für diese Patientengruppe zur Verfügung stehenden Meßinstrumente scheinen ausreichend, wenn auch zum Teil noch entwicklungsfähig; die Eindeutigkeit der Meßindikatoren war zufriedenstellend.

5.1 Einleitung und Begriffsbestimmungen

Seit dem Inkrafttreten des Gesundheits-Reformgesetzes im Jahre 1989 sowie des Gesundheits-Strukturgesetzes 1993 gehört „Qualitätssicherung" zu den gesetzlichen Aufgaben von Krankenhäusern; dies gilt auch für die klinische Psychiatrie und Psychotherapie (Gaebel 1995a–c; Berger u. Vauth 1995; Reimer 1992; Küchenhoff 1995).

Versteht man „Qualität" im Sinne von Selbmann (1995a, S. 3, 4) als „Grad der Übereinstimmung zwischen dem Erreichten und dem bei gegebenen strukturellen Rahmenbedingungen und existierendem medizinischen Wissen Erreich-

Bayer-Tropon-Symposium, Bd. XI
Qualitätssicherung in der Psychiatrie
Hrsg. M. Berger u. W. Gaebel

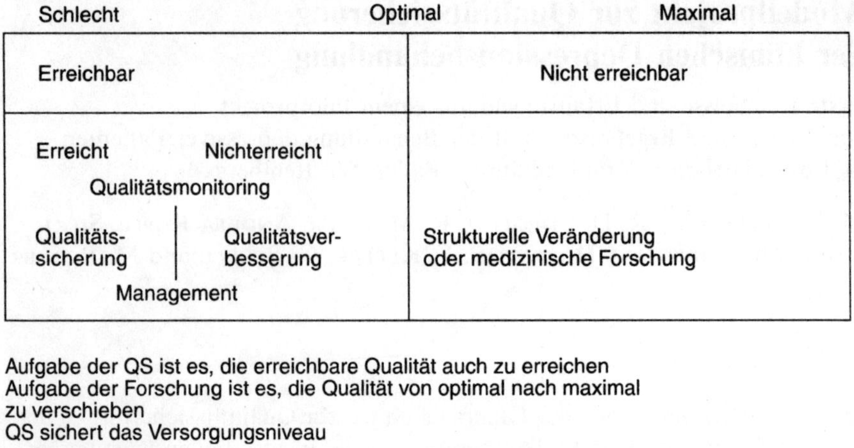

Schlecht Optimal Maximal

Erreichbar	Nicht erreichbar
Erreicht Nichterreicht Qualitätsmonitoring Qualitätssicherung | Qualitätsverbesserung Management	Strukturelle Veränderung oder medizinische Forschung

Aufgabe der QS ist es, die erreichbare Qualität auch zu erreichen
Aufgabe der Forschung ist es, die Qualität von optimal nach maximal zu verschieben
QS sichert das Versorgungsniveau

Abb. 1. Qualität der medizinischen Versorgung. (Nach Selbmann 1995)

baren", so muß das erreichbare Ziel „Qualitätsmanagement" sein (Abb. 1). Im Rahmen psychiatrisch-psychotherapeutischer Versorgung bedeutet dies Diagnostik, Pflege und Therapie, orientiert am aktuellen wissenschaftlichen Standard von Krankheits- und Behandlungslehre sowie guter klinischer Erfahrung, und einen guten Versorgungs- und Unterbringungsservice, der eine störungsadäquate Atmosphäre und Stationsmilieugestaltung miteinbezieht. In der klinischen Psychiatrie und Psychotherapie befinden wir uns derzeit auf einer Ebene von „Qualitätsmonitoring", also der Erhebung und Dokumentation von Ist-Zuständen als Basis einer innerklinischen Diskussion sowie des externen Vergleiches zwischen verschiedenen Kliniken mit gleichem Auftragsprofil. Qualitätsmonitoring benötigt Instrumente, um zwischen „guter" und „schlechter" oder „höherer" und „niedriger" Qualität einer Leistung unterscheiden zu können. Dabei müssen sowohl Indikatoren als auch Standards berücksichtigt werden. Letztere verkörpern in Abgrenzung von Empfehlungen einen derzeitig gesicherten Wissensstand von Diagnostik und Therapie bei bestimmten Erkrankungen und haben eine hohe Verbindlichkeit und Allgemeingültigkeit (vgl. Tabelle 1, 2); Standards werden meist von Fachgesellschaften, auf der Basis klinischer Wissenschaften und Erfahrung, im Rahmen sog. Consensus-Konferenzen, also durch erarbeitete Übereinstimmung von Experten festgelegt (Selbmann 1995b). Indikatoren sind diejenigen Kriterien, an denen Qualität konkret meßbar wird, z. B. die Behandlungsdauer, der Verbrauch von Medikamenten, die Häufigkeit von Nebenwirkungen, Komplikationen, die Häufigkeit unerwarteter Todesfälle, Suizidversuche oder Suizide, die Zufriedenheit der Patienten oder der Angehörigen usw. Ziel des Qualitätsmonitoring ist damit, den Indikator in einer bestimmten Klink oder bei einer definierten Patientengruppe zu ermitteln und mit dem z. B. von einer Fachgesellschaft vorgegebenen Standardwert zu vergleichen. Qualitätsmanagement zielt bei hoher Übereinstimmung zwischen Erreichbarem und Erreichten dann auf die Sicherung des bereits Erreichten; liegen die Werte der Indikatoren deutlich darunter, wird das Ziel Qualitätsverbesserung sein.

Tabelle 1. Beurteilung von Qualität

Qualitätsmessung
benötigt Instrumente, um zwischen „guter“ und „schlechter“ oder „höherer“ und „niedriger“ usw. Qualität einer Leistung zu unterscheiden. Dazu dienen Indikatoren (Kriterien) und werden Standards benötigt.

Indikatoren =
Kriterium/Maßstab, an dem Qualität konkret meßbar wird, z. B. Behandlungsdauer, Wartezeiten bis Aufnahme, Verbrauch von Medikamenten, Häufigkeit bestimmter Maßnahmen, Häufigkeit von Nebenwirkungen, Komplikationen, iatrogenen Komplikationen, unerwartete Todesfälle, Suizidversuche, Suizide, rasche Wiederaufnahme, Zufriedenheit der Patienten und/oder der Angehörigen (Beispiele aus der Psychiatrie)
Qualitätsindikatoren müssen allgemein (an Standards/Leitlinien orientiert) und können spezifisch z. B. für ein bestimmtes Krankenhaus festgelegt werden, getrennt für Struktur-, Prozeß- und Ergebnisqualität

Tabelle 2. Empfehlungen, Leitlinien, Standards

Empfehlungen =	Ratschläge einer Person/Gruppe vor dem Hintergrund persönlicher Erfahrung unter Einbeziehung des subjektiven Wissensstandes
Leitlinien =	Empfehlungen einer Fachgruppe mit spezifischer Kompetenz, Erfahrung unter Einbeziehung des aktuellen Wissensstandes („Lehrmeinungen“, „Schulen“); höhere Verbindlichkeit und Allgemeingültigkeit als „Ratschläge“
Standards =	empirisch abgesichertes Wissen, abstrahiert vom Einzelfall und der subjektiven Behandlererfahrung, zum Therapievorgehen; verkörpern den gesicherten derzeitigen Wissensstand der Diagnostik und Therapie bei bestimmten Erkrankungen; hohe Verbindlichkeit und Allgemeingültigkeit

Globale Standards der Depressionsbehandlung heute

1) *Biologische Therapieverfahren*:
Antidepressiva (Neuroleptika, Benzodiazepine), Schlafentzug, Lichttherapie, usw.
2) *Psychotherapeutische Verfahren*:
Einzel- und Gruppenpsychotherapie, allg. und meth. Psychotherapie (tiefenpsychologisch, kognitive Verhaltenstherapie, Interpersonelle Psychotherapie), Familientherapie, usw.
3) *Psychosoziale Maßnahmen*:
Angehörigenarbeit, Einbezug der sozialen Situation, von Umfeld, Arbeitsplatz, usw.

Es erscheint relativ einfach, über Qualitätsmonitoring und -sicherung nachzudenken, wenn es um Laborwerte, Röntgenbefunde, sog. harte Daten geht. Sollen jedoch etwa Gesprächsführung, Beziehungsaspekte, Zufriedenheit mit der therapeutisch-pflegerischen Versorgung, Fürsorgeaspekte, Zufriedenheit mit Behandlung und therapeutischer Beziehung usw. betrachtet werden, dann wird es schwierig, „Qualität" zu definieren, Standards festzulegen, Indikatoren zu erstellen und hierfür Meßinstrumente anzubieten. So ist das erste Ziel beginnenden Qualitätsmanagements in der klinischen Psychiatrie und Psychotherapie, geeignete Dokumentations- und Erhebungsinstrumente auszusuchen, zu evaluieren und eventuell zu entwickeln, mit denen nicht nur sog. harte Daten wie auch in unserem Fach das Auftreten einer unerwünschten Nebenwirkung, sondern auch Aspekte wie subjektive Zufriedenheit mit Behandlungsangebot, Zufriedenheit mit fürsorglichem Verhalten des pflegerisch-ärztlichen Teams, Zufriedenheit mit dem Behandlungsergebnis erfaßbar und meßbar werden.

Berger u. Vauth (1995) haben darauf hingewiesen, daß Qualitätssicherung sowohl strukturelle (z. B. Versorgungssystem, Quantität und Qualifikation von Personal) als auch prozeßhafte sowie ergebnisorientierte Aspekte als Komponenten beeinhaltet (Tabelle 3). Die Qualität von Behandlungsmaßnahmen kommt unter anderem im Behandlungsergebnis zum Ausdruck. Die Evaluation dieser „Ergebnisqualität" richtet sich auf die Feststellung von Verbesserung des Krankheitsbildes eines Patienten sowie dessen Zufriedenheit mit dem Behandlungsergebnis wobei auch die Zufriedenheit der Angehörigen miteinbezogen werden kann. Im Vergleich zur Prozeß- oder Strukturqualität ist diese Ergebnisqualität derzeit noch mit einem geringeren Aufwand meßbar bzw. liegen hier aus der Verlaufsforschung im psychiatrischen Bereich bereits Meßinstrumente

Tabelle 3. Komponenten der Qualitätssicherung. (Mod. nach Berger u. Vauth 1995)

Strukturqualität	
Persönliche Elemente	Art und Anzahl des Personals, Ausbildung, fachliche Qualifikation
Materielle Elemente	Art und Umfang der materiellen Ausstattung
Organisatorische Elemente	Aufbauorganisation
Systemelemente	Art des Gesundheitssystems (Finanzierung, externe Regulierung)
Prozeßqualität	
Orientierung an „good medical practice"	
Psychiatrie-spezifisch	z. B. Vorgabe der Psych-PV
Technische Behandlung	Diagnostische, somatische, pharmakologische, psychotherapeutische und andere Maßnahmen
Arzt (Therapeut)-Patienten-Verhältnis, Stationsklima, Dokumentation	
Ergebnisqualität	
Patientenereignisse	
Gesundheitszustand im Vergleich zum Aufnahmebefund	
Subjektive Zufriedenheit	
Lebensqualität	
Rückfallgefährdung	

In der Medizin ist der Patient an der erreichbaren Ergebnisqualität beteiligt (z. B. via Compliance)

vor, welche z. B. Schweregradänderungen bei einer Depression im Vergleich Aufnahme versus Entlassung ermöglichen. Ergebnisqualität orientiert sich so am Ausgang von Erkrankung, am Ausmaß von Besserung, von Rückfallgefährdung, von subjektiver Zufriedenheit des Patienten und seiner Angehörigen mit der Behandlung, aber auch mit den Unterbringungsbedingungen, an Ereignissen, die sich auf den Patienten beziehen (Nebenwirkungen von Medikamenten, fremd- oder autoaggressiv-suizidale Handlungen, Suizid unter Behandlung usw.). Solche Aspekte wurden bisher bereits erhoben, jedoch nicht in dieser Umfänglichkeit und vor allem nicht standardisiert. Die Erfassung von Aspekten wie subjektive Zufriedenheit der Patienten und ihrer Angehörigen, von Lebensqualität und deren Verbesserung, von beruflicher Rehabilitation, von Rückfallgefährdung und ähnlichem geht weit über die bisher übliche Basisdokumentation hinaus, wie sie in Krankenblätter bzw. Aufzeichnungen zum Patienten ansonsten vorliegt. Mit bisherigem Personalaufwand kann derartiges nicht geleistet werden. Ergebnisqualität dient dabei sowohl der Beobachtung klinikinterner Abläufe im Sinne der internen Qualitätssicherung als auch dem Klinikvergleich im Sinne externer Qualitätssicherung (Abb. 2 nach Veit 1995).

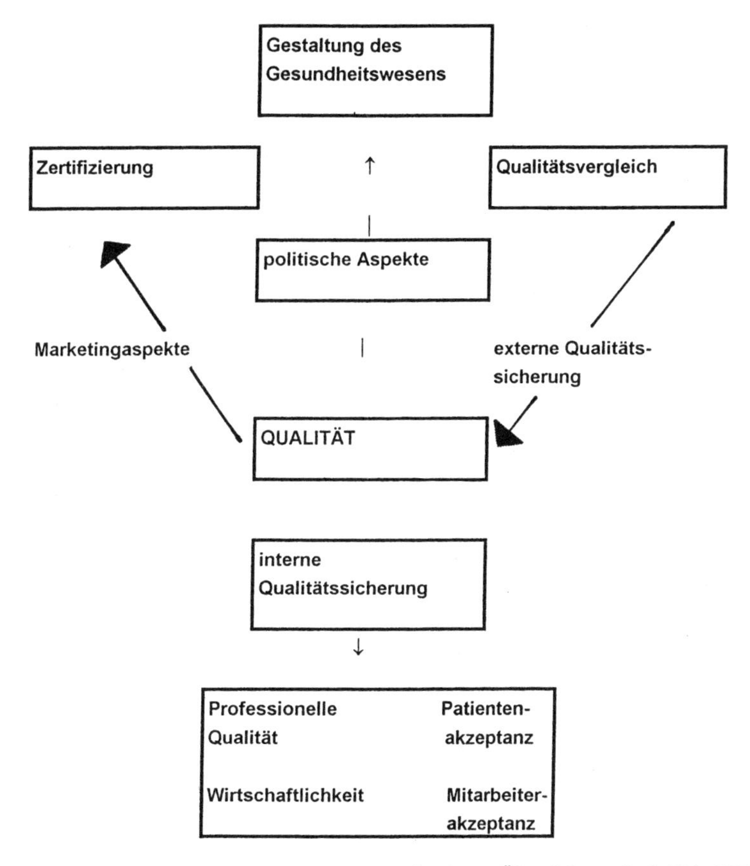

Abb. 2. Interne Qualitätssicherung im Krankenhaus. Übersicht nach C. Veit (1995)

„Prozeßqualität" umfaßt alle Maßnahmen, die im Laufe des Versorgungsablaufes ergriffen oder nicht ergriffen werden. Zugrunde liegt die Annahme, die besten Behandlungsergebnisse werden dann erzielt, wenn die Therapie und Pflege nach nachvollziehbaren bzw. nachprüfbaren Regeln entsprechend dem Stand medizinisch-pflegerischen Wissens (Leitlinien, Standards) systematisiert erfolgt. So bezieht sich prozeßbezogene Qualitätssicherung z. B. auch auf die Frage nach den Therapieangeboten. „Strukturqualität" umfaßt dann die Charakteristika eines Krankenhauses hinsichtlich Quantität und Qualität der Mitarbeiter und aller Ressourcen, die zur diagnostischen und therapeutischen Leistungserstellung notwendig sind, hinsichtlich des Organisationsaufbaues und der Ausstattung eines Krankenhauses, hinsichtlich der finanziellen Mittel dieses Krankenhauses (Hauke et al. 1994). Daß Struktur dabei wenig über Versorgungsqualität aussagt, jedoch wesentlichen Einfluß auf die Leistungserbringung hat, ist offensichtlich.

F. Reimer hat 1992 Beiträge zu Qualitätsstandards in der Psychiatrie zusammengestellt; vor kurzem haben Gaebel (1995b) sowie Haug u. Stieglitz (1995) grundlegende Positionen, Überlegungen und Übersichtsarbeiten zur Qualitätssicherung zusammengefaßt. Untersuchungen zur Qualitätssicherung in der klinischen Psychiatrie und Psychotherapie im engeren Sinne sind uns in Deutschland bisher keine bekannt. Vor diesem Hintergrund entstand das nachfolgend geschilderte Pilotprojekt.

5.2 Pilotprojekt „Qualitätssicherung der stationären Depressionsbehandlung in Baden-Württemberg"

5.2.1 Ablauf des Projektes

Ausgehend von einer 1994 von M. Berger, Freiburg, erfolgten Anregung und auf der Basis eines im Dezember 1994 bei einem Treffen der Leiterinnen und Leiter Psychiatrischer Einrichtungen (bzw. deren Vertreter/Innen) in Baden-Württemberg gefaßten Beschlusses wurde eine Arbeitsgruppe gegründet, die anhand der Tracerdiagnose „Depression" ein Pilotprojekt zur Prozeß- und Ergebnisqualität der stationären Depressionsbehandlung in baden-württembergischen psychiatrischen Einrichtungen planen und durchführen sollte. Dieses Pilotprojekt sollte eine später – wenn möglich – alle psychiatrischen Einrichtungen Baden-Württembergs umfassende Studie vorbereiten. Grundgedanke dieser Untersuchung war ein Monitoring von Indikatoren/Kriterien der Ergebnis- und Prozeßqualität bei depressiven Patienten, die in verschiedenen psychiatrischen Einrichtungen vom Typ des Landeskrankenhauses, der Universitätsklinik oder einer Psychiatrischen Klinik an einem Städtischen Klinikum behandelt wurden. Dabei sollte der Frage nachgegangen werden, ob ein derartiges Monitoring überhaupt möglich ist, ob die hierfür ausgesuchten Instrumente geeignet erscheinen, welcher Zeitaufwand besteht, ob es zu einer Überforderung der Patienten, der erhebenden Mitarbeiter kommt usw. Die „Depression" wurde als Tracerdiagnose genommen, weil depressiv Erkrankte einen ziemlich konstanten Anteil an stationären Aufnahmen etwa in Höhe von 15% in psychiatrischen Einrichtungen aufweisen, es sich also um eine häufige Erkrankung handelt, die in allen Altersgruppen vorkommt, und für die es einen weitgehenden Konsens bezüglich der Behandlungsrichtlinien gibt, die sowohl biologische als auch psychotherapeutische und psychosoziale Maßnahmen umfassen. Derartige „Leitlinien" stationärer Depressionsbehandlung sind vor kurzem z. B. von der American Psychiatric Association (1989), von Rush (1993) oder von Wolfersdorf et al. (1988, 1994a,b, 1995) vorgelegt worden.

So zielt die hier vorgestellte Untersuchung mit ihren Fragestellungen im wesentlichen auf eine *Beschreibung der Klientel*, z. B. hinsichtlich Schweregrad oder Komorbidität von Erkrankung *sowie* auf *Fragen der Prozeß- und Ergebnisqualität*. Tabelle 4 gibt einen kurzen Überblick über das Projekt. Als Erhebungsinstrumente wurden eine modifizierte Basisdokumentation – in Anlehnung an die BADO der DGPPN (Cording et al. 1995; Cording 1995) – bei Aufnahme und Entlassung sowie die Hamilton-Depressionsskala (HAMD 21-Item-Version) als Fremdbeurteilungsskala, das Beck-Depressionsinventar (BDI) als Selbstbeurteilungsskala vorgelegt. Hinzu kommt ein selbstkonstruierter Erhebungsbogen zur Zufriedenheit mit dem Behandlungsangebot, ein Fragebogen zur Zufriedenheit mit der stationären Versorgung (ZUF: Fragebogen zur Zufriedenheit von Schmidt et al. 1989, 1992) sowie ein Erhebungsbogen zur globalen Lebenszufriedenheit. Das Ablaufraster ist in Abb. 3 dargestellt: Jeder Patient, der unter dem klinischen Bild eines depressiven Syndroms zur Aufnahme kam, wurde innerhalb der ersten 3 Tage mit Hilfe der modifizierten Basisdokumentation erfaßt, sodann wurden HAMD und BDI erhoben. In den letzten Tagen vor Entlassung wurde bei denjenigen Patienten dann die abschließende Dokumentation vorgenommen, welche die ICD-9-Diagnosen 296.1, 296.3, 298.0, 300.4, 309.0 sowie 309.1 erhalten hatten. Mit der Zuordnung des depressiven Syndroms zu einer nosologischen Einheit nach ICD-9 reduzierte sich die Zahl der in die Studie eingegangenen Patienten, da sich die Entlaßdiagnostik auf die Gruppe der „primären Depressionen" im Sinne von ICD-9 ausrichtet.

Tabelle 4. Projekt Qualitätssicherung in der stationären Depressionsbehandlung in Baden-Württemberg: Pilotprojekt 1995

Ziel: Messung der Ergebnis- und Prozeßqualität bei Depressiven in stationärer psychiatrischer Behandlung

Beteiligte Zentren: Abteilung für Psychiatrie und Psychotherapie der Universität Freiburg, Psychiatrische Klinik Karlsruhe, Zentren für Psychiatrie Bad Schussenried und Weissenau

Untersuchungsgruppe: Alle Aufnahmen 01. Juni 1995- 31. August 1995 mit "depressives Syndrom" bei vermuteter ICD-9-Diagnose aus dem Kreis depressiver Erkrankungen. Ablauf der Untersuchung siehe Diagramm. Angestrebte Anzahl von Patienten: n = 200

Instrumente: modifizierte Basisdokumentation, Hamilton Depressionsskala (21 Items) sowie Beck-Depressionsinventar (BDI) Aufnahme/Entlassung, Fragebogen zur Zufriedenheit (ZUF), zur Lebensqualität, zur Zufriedenheit mit Therapiemaßnahmen; Erhebungsbogen zur Strukturqualität der jeweiligen Einrichtung

Qualitätsindikatoren: gemessen werden sollen Besserung der Depression, Prä-Post-Vergleich, Zufriedenheit mit Befinden, Therapiemaßnahmen

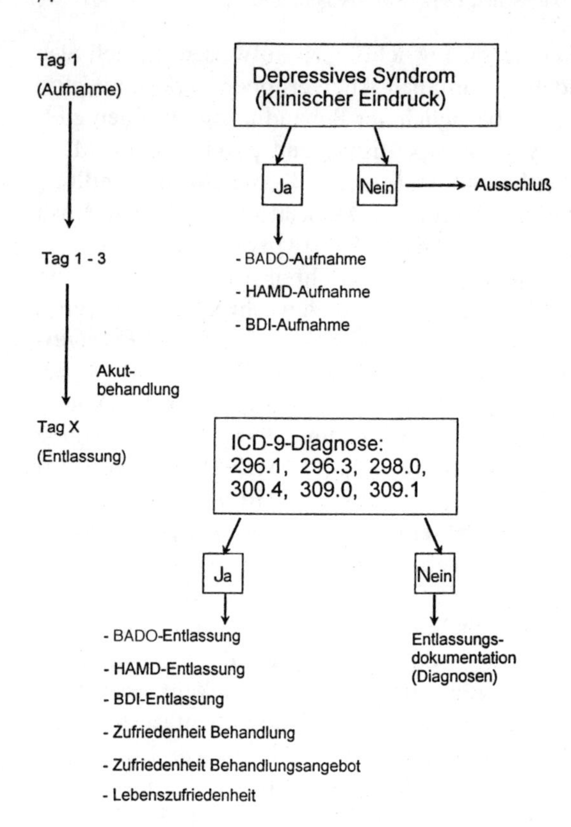

Abb. 3. Ablaufraster

5.2.2 Ausgewählte Ergebnisse

Die nachfolgenden Analysen basieren auf den Ergebnissen von 150 Patienten mit der Diagnose einer Depression, die bis zum Stichtag 15. Oktober 1995 aus stationärer Behandlung entlassen worden waren.

5.2.2.1 Profil der untersuchten Patienten

Tabelle 5 gibt die wesentlich erscheinenden Patientenkriterien wieder. *Geschlechts- und Altersverteilung* entsprechen den nach der Literatur bekannten Daten zu stationären depressiven Patienten; die Altersverteilung in den 4 beteiligten Kliniken ist der Abb. 4 zu entnehmen. 45% der Patienten hatten mindestens eine frühere stationäre Behandlung, der weitaus größere Teil (72%) war bereits mehrfach depressiv, nur bei 22% handelte es sich um eine erste Erkrankung, bei über der Hälfte (51%) zeigt sich ein rezidivierendes Krankheitsbild bzw. waren Verschlechterung und Fortdauer eines chronischen Zustandes (23%) zur Aufnahme führendes Zustandsbild. Ein Drittel wies in der Vorgeschichte (34%) bereits einen Suizidversuch auf, über die Hälfte (53%) war zum Zeitpunkt der

Tabelle 5. Beschreibung Patienten (n = 150)

Variable			n	[%]
Geschlecht	Männer		56	37
	Frauen		94	63
Mittleres Alter	M = 50,9 Jahre (18–83)			
Anzahl früherer (teil-) stationärer Behandlung: (MD = 9)		keine	77	55
		1	26	18
		2	11	8
		3	10	7
		≥4	17	12
Zeitraum seit letzter Entlassung: (MD = 1)		entfällt EA	79	53
		bis 1 Woche	5	3
		1–4 Wochen	6	4
		> 4 Wochen-1 Jahr	33	22
		> 1–5 Jahre	13	9
		> 5 Jahre	19	13
Episodenzahl:	Depressiv	1	42	28
		2	23	15
		3,4	24	16
		4–20	14	9
		unbekannt/unklar	47	31
Zur Aufnahme führender Zustand: (MD = 3)	Ersterkrankung		33	22
	Chronischer Zustand Fortdauer		9	6
	Chronischer Zustand Verschlechterung		25	17
	Früherer Zustand Wiederauftreten		75	51
	Früherer Zustand Abweichung		5	3
Suizidalität:	Jemals Suizidversuch (MD = 2)		50	34
	Suizidalität jetzt im Vorfeld (MD = 5)		77	53
	Suizidversuch jetzt keiner		124	84
	Sicher gefährlicher Suizidversuch		14	10
	Sonstiger Suizidversuch		7	5
Diagnose:	Eine psychiatrische Diagnose		97	65
	mehr als 1 psychiatrische Diagnose		53	35

MD = Missing Data; *EA* = Erstaufnahmen

jetzigen Aufnahme im Vorfeld suizidal und 10% hatten im Rahmen der jetzigen Depression einen unter somatischen Gesichtspunkten lebensgefährlichen Suizidversuch durchgeführt.

Die Diagnosenverteilung ist Abb. 5 zu entnehmen; nur 1 psychiatrische Diagnose wiesen 65% der Patienten auf; 2 Diagnosen hatten 26% und 3 psychiatrische Diagnosen 9% der Patienten.

Überraschend hoch war das Ausmaß der von Therapeuten global eingeschätzten sozialen Behinderung: Eine schlechte soziale Anpassung wurde bei 11%, eine geringe soziale Anpassung bei 6% eine mäßige soziale Anpassung bei 20% vorgefunden, damit wurden deutlich über 1/3 als unbefriedigend sozial angepaßt beschrieben; nur 34% wurden als gut und 30% als befriedigend sozial angepaßt eingeschätzt. Es handelt sich also um eine stark beeinträchtigte Patientengruppe.

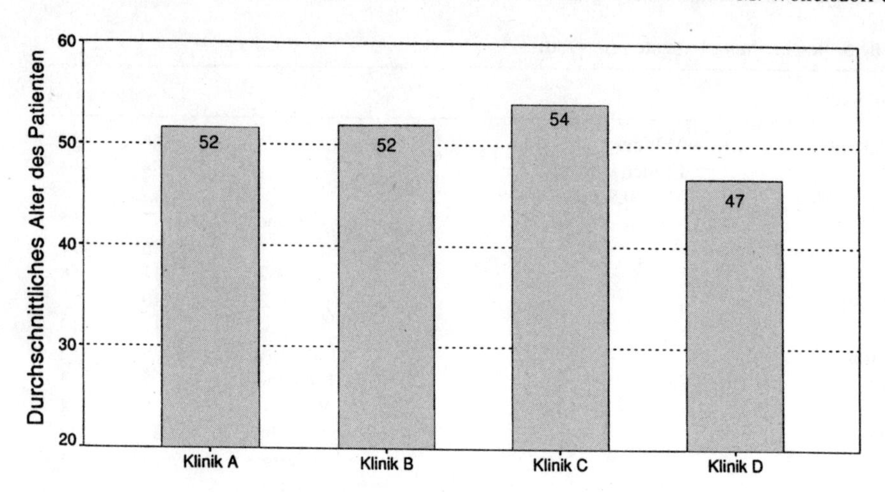

Abb. 4. Pilotprojekt Depressionsbehandlung, durchschnittliches Alter der Patienten (Jahre) nach Kliniken

Bezüglich Komorbidität wiesen 35% der Patienten mehr als eine psychiatrische Diagnose auf. Betrachtet man die gesamte Komorbidität, also auch das gleichzeitige Vorliegen somatischer Erkrankungen, findet sich folgendes: Nur 1 psychiatrische Diagnose bei 41%, nur psychiatrische Komorbidität bei 20%, Komorbidität mit einer neurologischen Erkrankung bei 3%, Komorbidität mit einer somatischen (nicht-neurologischen) Erkrankung bei 18% der Patienten; psychiatrisch, neurologisch und somatisch erkrankt waren 3% der Patienten, 15% wiesen neben ihrer Depressionsdiagnose eine weitere psychiatrische sowie eine neurologische und/oder somatische Diagnose auf.

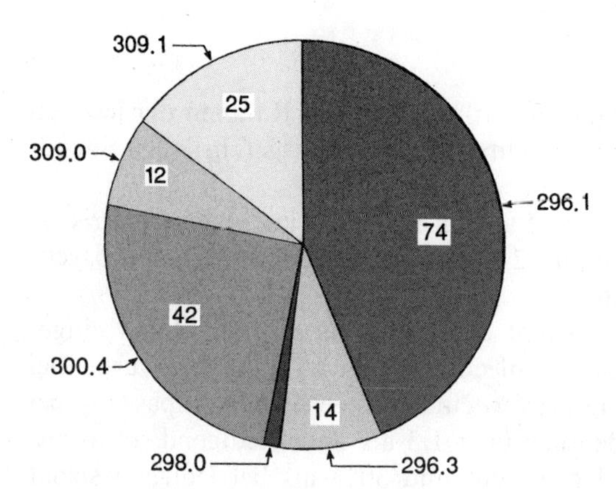

Abb. 5. Diagnosenverteilung (Depressionen) bei 150 Patienten (Mehrfachnennungen möglich)

5.2.2.2 Daten zur Ergebnisqualität

Zum Messen der Ergebnisqualität wurden als Indikatoren Krankheitsverlauf (Vergleich Aufnahme/Entlassung), Verweildauer, Zufriedenheit mit dem Behandlungsangebot sowie dem Behandlungsergebnis und Patientenereignisse/Entlaßart verwendet.

Die Abb. 6, 7 und 8 geben die mittleren Summenwerte der Hamilton-Depressionsskala sowie des Beck-Depressionsinventars wieder. In Abb. 7 und 8 sind die Hamilton- und BDI-Werte nach den Kliniken aufgeschlüsselt; die depressiven Patienten der Klinik A weisen sowohl in der Fremd- als auch in der Selbstbeurteilung zum Zeitpunkt der Aufnahme die höchsten Werte auf. Sowohl hinsichtlich der Hamilton- wie der BDI-Werte handelt es sich im Durchschnitt um schwer beeinträchtigte Patienten. Abbildung 9 beschreibt den Schweregrad der Depression, gemessen mit CGI 1-Aufnahme versus Entlassung, die GAF-Werte sind in Abb. 10 zusammengefaßt. 107 Patienten werden bei Aufnahme als deutlich bis extrem schwer krank nach CGI 1 beschrieben, während zum Zeitpunkt der Entlassung die mäßig bis leicht Kranken, Grenzfälle sowie die Normalen dominieren. Nach der GAF werden erneut die Patienten der Klinik A als besonders eingeschränkt erlebt, die Einschätzungswerte der GAF bei Entlassung liegen dagegen vergleichbar hoch.

Die Verweildauer (Abb. 11) beträgt im Mittel 40,8 Tage (2–102 Tage), der Median liegt bei 39,5 Tage. Die Kliniken (Abb. 12) unterscheiden sich dabei nicht wesentlich voneinander, sieht man von einem etwas höheren Mittelwert von 44 Tagen in der Klinik A ab.

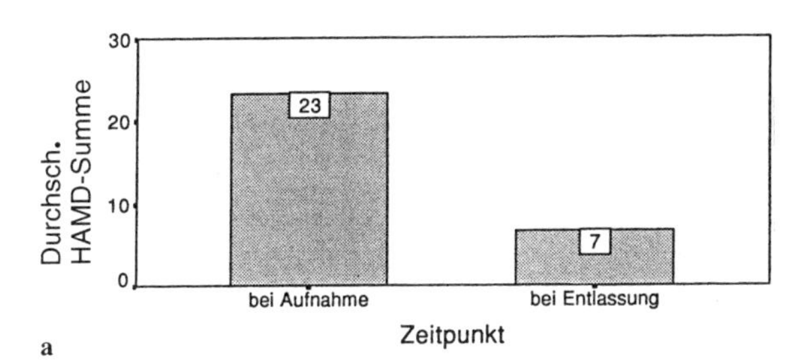

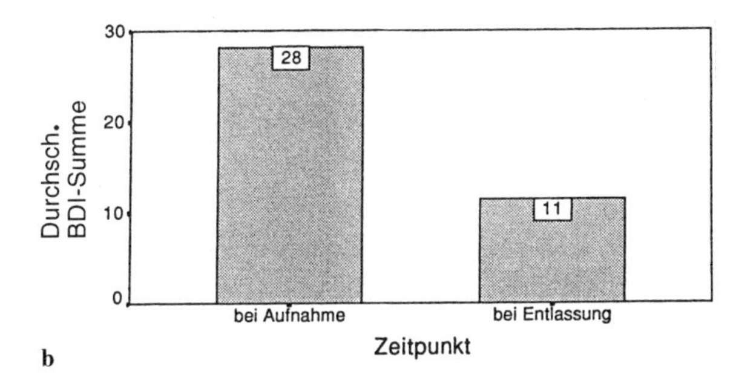

Abb. 6. Pilotstudie Depressionsbehandlung: **a** HAMD-Summen, Aufnahme vs. Entlassung (n = 140), **b** BDI-Summen, Aufnahme vs. Entlassung (n = 111)

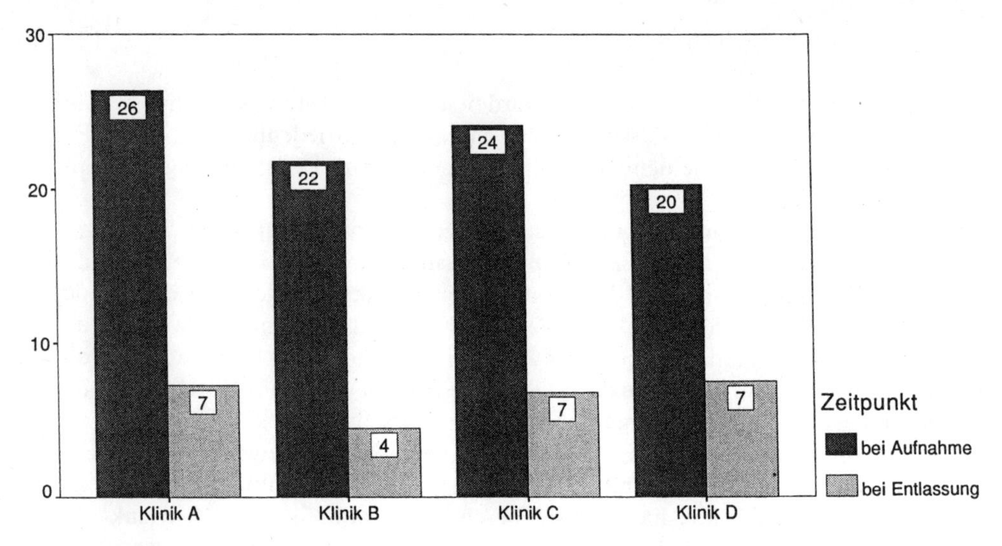

Abb. 7. Mittlere HAMD-Summenwerte, Aufnahme vs. Entlassung (n = 140 depressive Patienten)

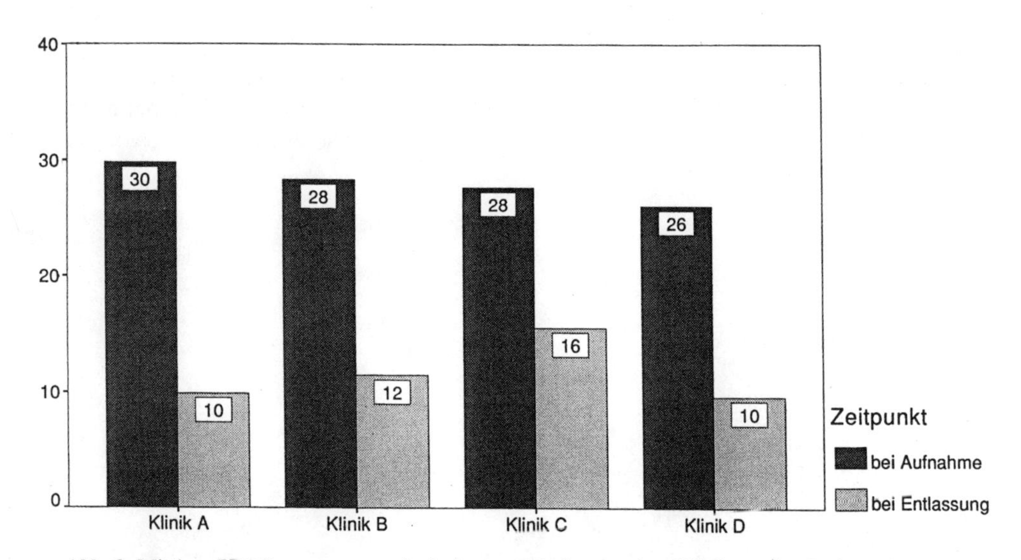

Abb. 8. Mittlere BDI-Summenwerte, Aufnahme vs. Entlassung (n = 111 depressive Patienten)

Die Beurteilung des Behandlungsangebotes ist der Abb. 13 zu entnehmen. Hierzu konnten die Patienten aus dem Therapieangebot, das ihnen gemacht wurde, drei Behandlungsaspekte benennen, die ihnen besonders wichtig und für ihre eigene Genesung bedeutsam vorkamen. Kritisch ist hierzu anzumerken, daß natürlich nur diejenigen Behandlungsangebote beurteilt werden konnten, die ein Patient auch erhalten hat; so konnte nur der die Musiktherapie als bedeutsam für den eigenen Verlauf kennzeichnen, der selbst in der Musiktherapie war. Auch enthält der Erhebungsbogen neben Therapieangeboten auch Aspekte der Atmo-

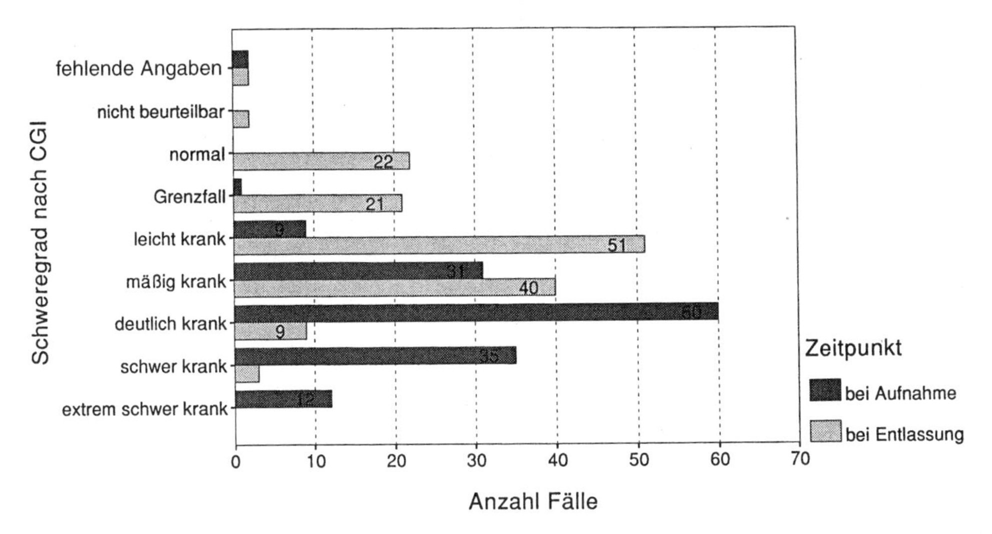

Abb. 9. CGI 1 (Schweregrad), Aufnahme vs. Entlassung (n = 150 depressive Patienten)

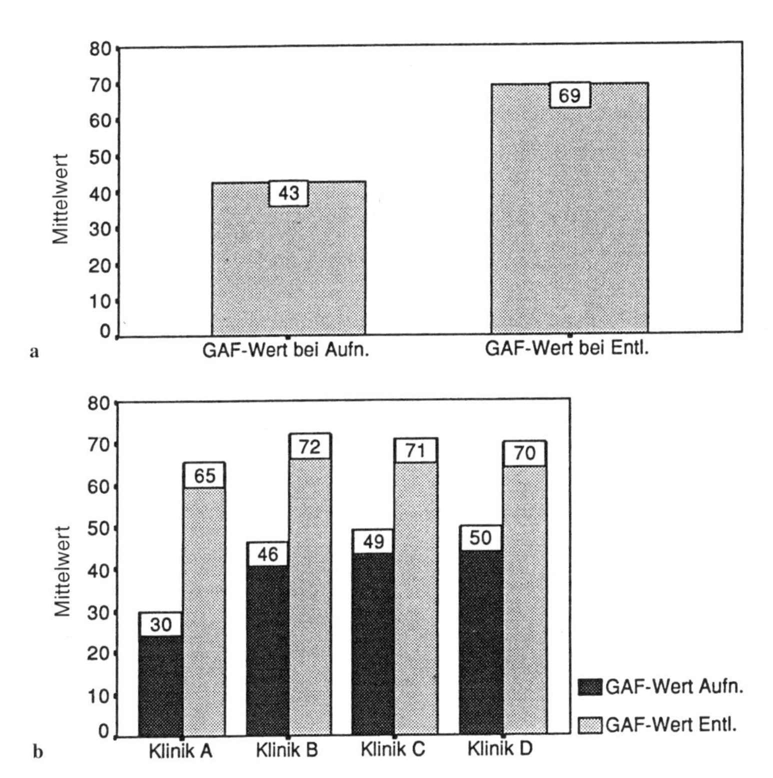

Abb. 10. Pilotstudie Depressionsbehandlung: **a** Funktionsniveau, Aufnahme vs. Entlassung, **b** Funktionsniveau Aufnahme vs. Entlassung nach klinken

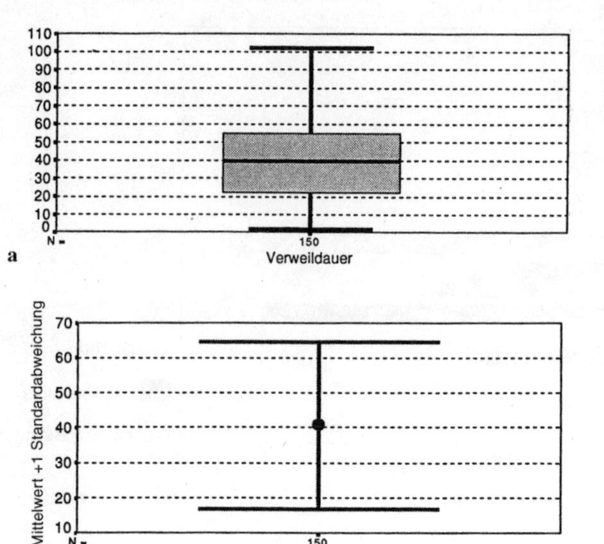

Abb. 11. Pilotstudie Depressionsbehandlung: **a** Boxplot Verweildauer, **b** Verweildauer (Mittelwert + 1 Standardabweichung)

sphäre, des Milieus, so daß hier verschiedene Dinge vermischt werden. Für das zukünftige Projekt wäre es wichtig, diesen Beurteilungsbogen neu zu bearbeiten. Die mittlere Bewertung der Behandlung (Abb. 14) nach dem Fragebogen von Schmidt et al. (1989, 1992) zeigt Werte um 1,5, was für eine recht hohe Zufriedenheit mit der Behandlung spricht. Hier geht es z. B. um die Frage, wie zufrieden

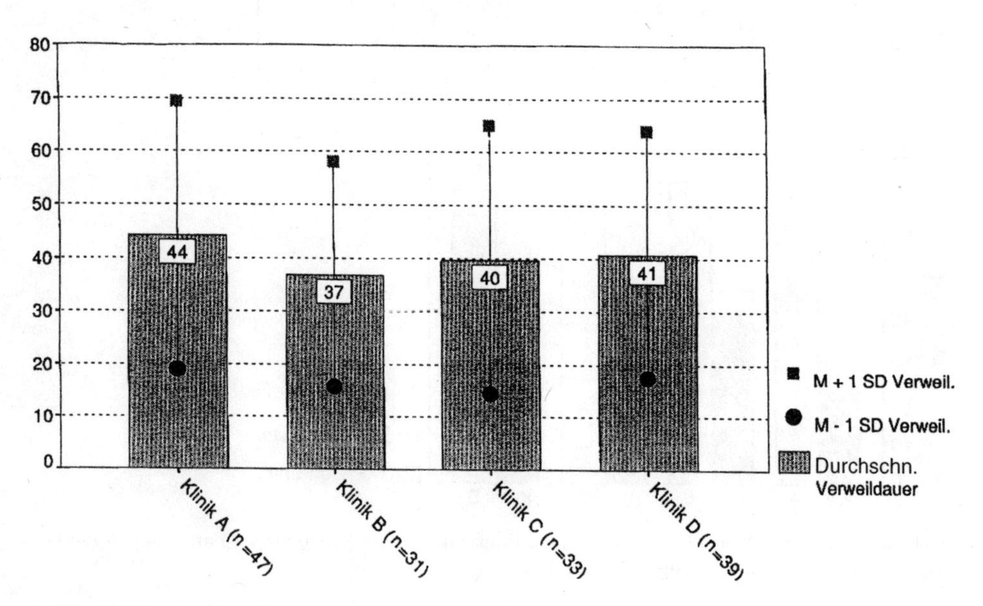

Abb. 12. Mittlere Verweildauer: 1 Tage pro Klinik (± 1 Standardabweichung SD)

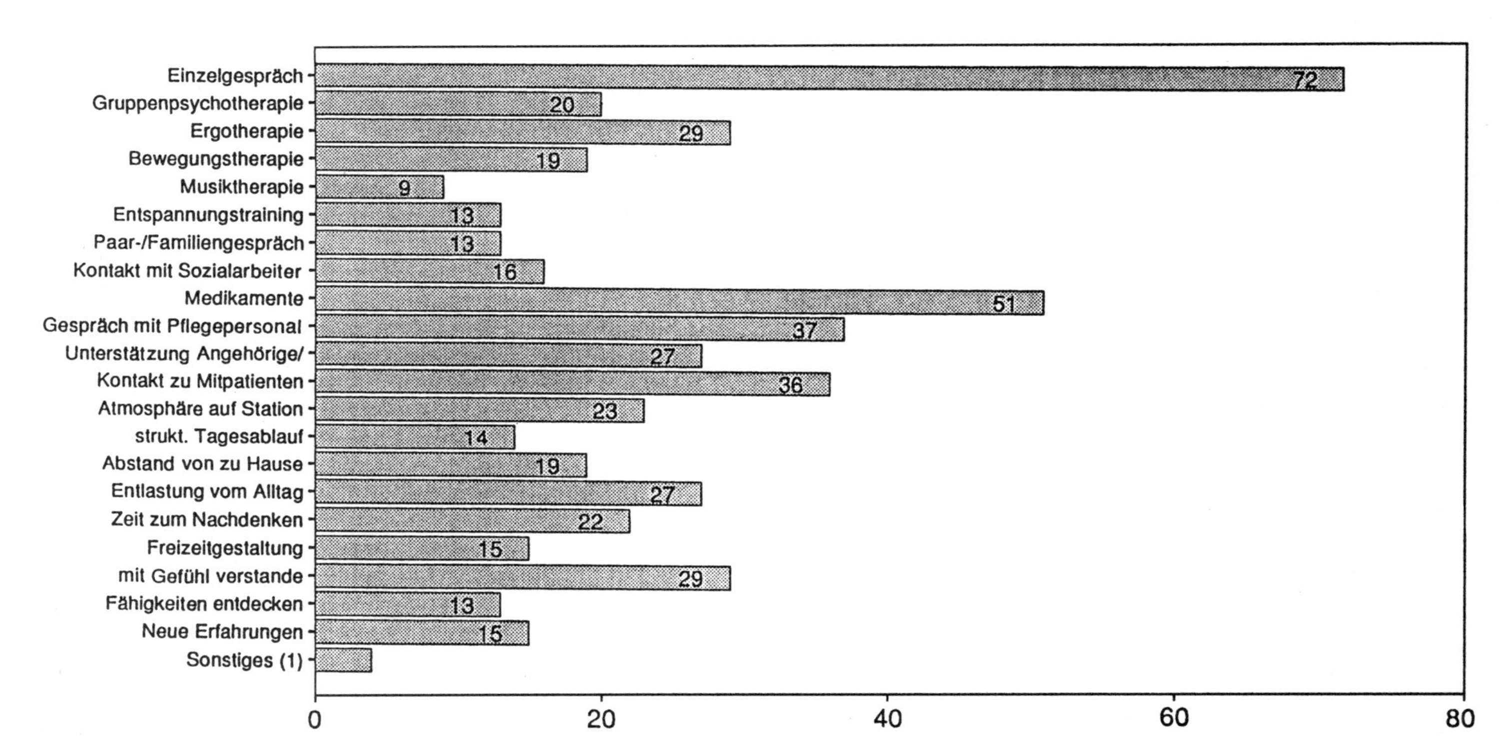

Abb. 13. Beurteilung des Behandlungsangebotes (n = 99 beantwortete Fragebogen, Anzahl gegebener Antworten)

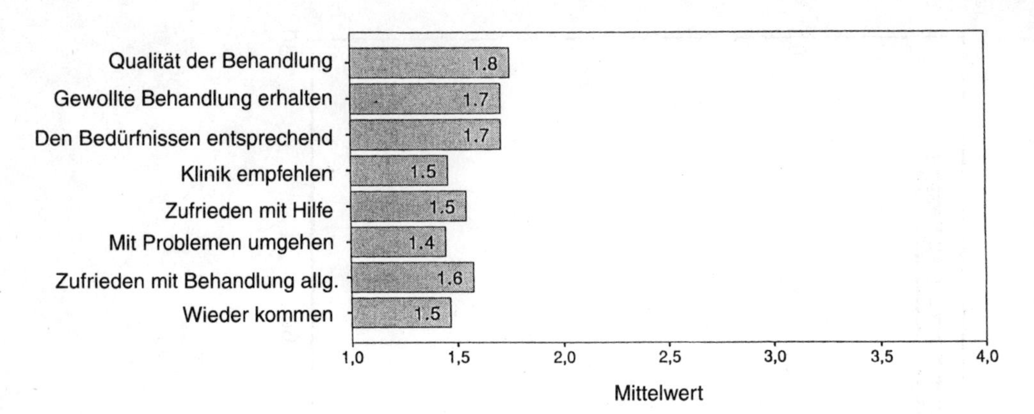

Abb. 14. Mittlere Bewertung der Behandlung (ZUF-8-Fragebogen: von *1* = gut bis *4* = schlecht, 98 beantwortete Bögen

Tabelle 6. Pilotprojekt Qualitätssicherung bei stationären depressiven Patienten – Entlassungsart (n = 150)

	n	[%]
Reguläre Entlassung	136	91
Gegen ärztlichen Rat entlassen (Abbruch)	11	7
Mangelnde Motivation als Entlaßgrund	1	1
Verstorben (natürliche Ursache)	1	1
Verstorben durch Suizid	1	1

jemand mit dem Hilfeangebot ist, ob er wieder in die Klinik kommen würde, ob die erhaltene Behandlung den Bedürfnissen entsprach usw. Hier wird zu diskutieren sein, ob derartige Fragestellungen bei Depressiven zum Zeitpunkt der Entlassung überhaupt möglich bzw. sinnvoll sind, z. B. wegen Aspekten wie soziale Erwünschtheit oder ähnliche Urteilstendenzen. Zumindest sollte eine Bewertung der Behandlung dann in der Katamnese nach einem halben Jahr wiederholt werden.

Tabelle 6 bezieht sich auf Patientenereignisse bzw. Entlassung und zeigt, daß die meisten Patienten (91%) regulär entlassen wurden, nur 11 Patienten gegen ärztlichen Rat die Behandlung abbrachen. Während stationärer Therapie verstarben 2 Patienten und zwar je einer an einer körperlichen Erkrankung, der andere durch Suizid.

5.2.2.3 Daten zur Prozeßqualität

Hierzu sollen nur einige Angaben zur Therapie gemacht werden, welche die Patienten während ihres stationären Aufenthaltes erhielten. In Tabelle 7 sind derartige Angaben zur Psychopharmakotherapie sowie zur Psychotherapie und zu

Tabelle 7. Pilotprojekt Qualitätssicherung bei stationären depressiven Patienten – Angaben zur Prozeßqualität: Therapie (n = 150)

	n	[%]
Patient erhielt Psychopharmaka (MD = 1)	137	92
– Neuroleptika hochpotent	28	19
– Neuroleptika niederpotent	64	43
– Clozapin	0	0
– Depotneuroleptika	0	0
– Trizyklische Antidepressiva oder Maprotilin oder Mianserin	87	58
– Selektive Serotonin-Wiederaufnahmehemmer (SSRI)	54	36
– Monoaminooxidasehemmer (MAOH)	10	7
– ein anderes Antidepressivum	4	3
– Benzodiazepine	31	23
Weitere somatische Therapieformen (MD = 4)	32	22
– Schlafentzug	29	20
– Lichttherapie	1	1
– Elektrokrampftherapie	0	0
Methodisch spezifische Psychotherapie	101	68
– Kognitive Therapie	9	6
– Verhaltenstherapie	17	11
– Psychoedukative Gruppen	6	4
– Interpersonelle Psychotherapie	14	9
– Gesprächspsychotherapie	18	12
– Tiefenpsychologisch fundierte Psychotherapie	11	7
– Andere Psychotherapie (vor allem interaktionelle Gruppenpsychotherapie)	44	29

MD = Missing Data

weiteren somatischen Behandlungsformen aufgelistet. Erwartungsgemäß erhielten die meisten Patienten, nämlich 92%, Psychopharmaka, davon über die Hälfte klassische tri- und tetrazyklische Antidepressiva, 36% selektive Serotonin-Wiederaufnahmehemmer und 7% einen Monoaminooxidasehemmer (Rima). Der Anteil von 19% Verordnung hochpotenter Neuroleptika entspricht in etwa dem Anteil der Depressionen mit psychotischen Inhalten. Lichttherapie wird besonders selten angeordnet, was möglicherweise mit der Datenerhebung während der Sommermonate zusammenhing, Schlafentzug hatte jeder 5. Patient erfahren. Elektrokrampftherapie wurde bei keinem der 150 Patienten eingesetzt.

5.3 Abschlußbemerkung

Absicht des geschilderten Pilotprojektes war es, in einem ersten Schritt eine Übersicht zur Klientel, dann zum Therapieangebot und zum Therapieergebnis unter den Gesichtspunkten der Prozeß- und Ergebnisqualität bei stationären depressiven Patienten in verschiedenen psychiatrischen Einrichtungen Baden-Württembergs zu erhalten. Hierzu konnten die Ergebnisse von 150 im Zeitraum 01.06. bis 30.08.1995 in zwei Psychiatrischen Landeskrankenhäusern, einer

Psychiatrischen Universitätsklinik und einer Psychiatrischen Klinik an einem Städtischen Krankenhaus aufgenommenen depressiven Patienten betrachtet werden. Insgesamt handelt es sich um eine deutlich bis sehr schwer depressive Klientel (Tabelle 8), die überwiegend bereits frühere depressive Episoden erlebt hat, sich überwiegend in ambulanter Vorbehandlung befand und bereits seit längerer Zeit depressiv erkrankt ist. Der Anteil von Chronifizierung und Rezidivierung, von sozialer Behinderung ist hoch. Überraschend war ein relativ niedriger Anteil von Komorbidität im psychiatrischen Bereich. Die aufnahme- und entlassungsbezogenen Daten zeigen einerseits eine schwer kranke Klientel bei Aufnahme, anderseits eine deutliche Besserung sowohl insgesamt als auch in allen 4 untersuchten Kliniken

Betrachtet man die Therapieangebote, so kann man global festhalten, daß die heutigen Standards der stationären Depressionsbehandlung weitgehend erreicht werden. Ausgehend von den hier vorgelegten ersten und globalen Daten würde es also unter Aspekten des Qualitätsmanagements primär zukünftig um Qualitätssicherung und nicht um einschneidende notwendige Qualitätsverbesserung in der Depressionsbehandlung in diesen 4 Kliniken gehen.

Die Frage, ob eine derart umfangreiche Datenerhebung mit Schwerpunkt Prozeß-und Ergebnisqualität in einem solchen klinischen Rahmen und mit depressiven Patienten überhaupt möglich ist, läßt sich dahingehend beantworten, daß die bisher vorliegenden Erfahrungen zuversichtlich stimmen, wobei jedoch auf den gesamten Zeitaufwand von bis zu 2 h für die gesamte Datenerhebung ausdrücklich hinzuweisen ist.

Tabelle 8. Pilotprojekt Qualitätssicherung der stationären Depressionsbehandlung – abschließender Eindruck

1. *Es handelt sich stationär um eine schwer und schwerst depressive Klientel*
   Mehrfacherkrankungen ca. 45%;
   29% Wiederaufnahmen im 1. nachstationären Jahr; 40% 2 u. mehr Aufnahmen;
   rezidivierend 51%, chronisch 23%;
   suizidal jetzt 53%, gefährlicher SV jetzt 10%;
   soziale Anpassung mäßig bis schlecht 37%; Komorbidität nur psychisch 20%, Komorbidität somat./ neurol. 39%; nur 1 Diagnose 41%
   HAMD-Aufnahme (21 Item) = 23, BDI-Aufnahme = 28, CGI-Aufnahme deutlich bis extrem schwer krank n = 107 (71%), GAF-Aufnahme M = 43.
2. Erfassung der *Prozeßqualität* (Therapieprozeß und -angebot) derzeit noch schwierig, da angebotsabhängig, unterschiedliche Therapieschwerpunkte, unterschiedliche Beurteilung der Zufriedenheit von Patientenseite. Meßinstrumente unzureichend, Indikatoren unzureichend („Standards" des notwendigen Angebotes liegen zwar vor, aber noch zu wenig Übereinstimmung/Consensus)
3. Erhebung der *Ergebnisqualität* ist gut möglich bei depressiven Patienten einschließlich Monitoring der Behandlungsklientel. Patientenzufriedenheit mit Ergebnis und Behandlungsangebot verweisen auf methodische Probleme. Instrumente ausreichend, z. T. noch entwicklungsbedürftig; Meßindikatoren relativ eindeutig

Neben diesem Zeitaufwand haben sich folgende wesentliche Probleme gezeigt: die zu erwartende Dokumentationsverdrossenheit im medizinisch-ärztlichen Bereich, dann die Drop-out-Rate z. B. infolge vorzeitiger Entlassungen, Probleme mit der Handhabung des Fragebogenmaterials und z. T. auch fehlende Erfahrung im Umgang mit Fremd- oder Selbstbeurteilungsskalen. Auf Patientenseite waren z. B. sehr schwer beeinträchtigte Patienten oder auch alte depressive Menschen ohne Unterstützung nicht in der Lage, die Selbstbeurteilungsskalen auszufüllen. Zusammenfassend ist jedoch zu unterstreichen, daß, wie hier am Beispiel der Tracerdiagnose Depression gezeigt, Untersuchungen zur Ergebnis- und Prozeßqualität im Rahmen einer psychiatrisch-psychotherapeutischer Einrichtung mit üblichem Versorgungsauftrag möglich und sinnvoll sind.

Danksagung. Wir danken Frau Dr. Häfner-Ranabauer, ZI Mannheim, sowie Frau Dr. Rave-Schwank, Leitende Ärztin der Psychiatrischen Klinik Karlsruhe, für ihre Mithilfe bei der Zusammenstellung der Erhebungsinstrumente. Ein ganz besonderer Dank gilt Frau Motschall, Dokumentarin an der Klinik für Psychiatrie und Psychosomatik, Abteilung Psychiatrie und Psychotherapie der Universität Freiburg, Freiburg, ohne deren außerordentlich hilfreicher und fachkundiger Unterstützung die rasche Datenaufbereitung und -auswertung nicht möglich gewesen wäre.

Literatur

American Psychiatric Association (APA) (1989) Treatments of psychiatric disorders. RA Task Force Report of the EPA, vol 1–3. EPA, Washington, DC, USA

Berger N, Vauth R (1995) Qualitätssicherung in der psychiatrisch-psychotherapeutischen Versorgung. Psycho 21: 229–235

AMDP & CIPS (eds) (1990) Rating scales for psychiatric. European Edition: CGI (D). Beltz Test, Weinheim

Cording C (1995) Qualitätssicherung mit der Basisdokumentation. In: Haug H-J, Stieglitz R-D (Hrsg) Qualitätssicherung in der Psychiatrie. Enke, Stuttgart, S 169–183

Cording C, Gaebel W, Spengler A et al. (1995) Die neue psychiatrische Basisdokumentation. Eine Empfehlung der DGPPN zur Qualitätssicherung im (teil-) stationären Bereich. Spektrum Psychiatrie, Psychotherapie, Nervenheilkd 24: 3–41

Donabedian A (1966) Evaluating the Quality of Medical Care. Milbank Memorial. Foundation Q 44: 166–203

Gaebel W (1995a) Qualitätssicherung in der Psychiatrie. Psycho 21: 213

Gaebel W (Hrsg) (1995b) Qualitätssicherung im Psychiatrischen Krankenhaus. Springer, Wien New York

Gaebel W (1995c) Vorwort. In: Gaebel W (Hrsg) Qualitätssicherung im Psychiatrischen Krankenhaus. Springer, Wien New York, S V-VI

Haug H-J, Stieglitz R-D (Hrsg) (1995) Qualitätssicherung in der Psychiatrie. Enke, Stuttgart

Hauke E et al. (Autorengemeinschaft unter der Leitung von Universitäts-Dozent Dr. Eugen Hauke, Ludwig-Boltzmann-Institut für Krankenhaus und Organisation) (1994) Leitfaden zur Qualitätssicherung im Krankenhaus. Bundesministerium für Gesundheit und Konsumentenschutz, Wien

Küchenhoff B (1995) Tagungsbericht „Qualitätssicherung in der Psychiatrie". Schweiz Arch Neurol Psychiat 146: 40–41

Reimer F (Hrsg) (1992) Qualitätsstandard in der Psychiatrie. Weissenhof, Weinsberg

Rush A J (1993) Clinical practice guidelines. Good news, bad news, or no news? Arch Gen Psychiatry 50: 483–490

Schmidt J, Lamprecht F, Wittmann WW (1989) Zufriedenheit mit stationärer Versorgung. Entwicklung eines Fragebogens und erste Validitätsuntersuchungen. PPmP Psychother Med Psycho 39: 248–255

Schmidt J, Nübling R, Lamprecht F (1992) Möglichkeiten klinikinterner Qualitätssicherung (QS) auf der Grundlage eines Basis-Dokumentations-Systems sowie erweiterter Evaluationsstudien. Gesundh -Wes 54: 70–80

Selbmann H-K (1995a) Konzept und Definition medizinischer Qualitätssicherung. In: Gaebel W (Hrsg) Qualitätssicherung im Psychiatrischen Krankenhaus. Springer, Wien New York, 3–10

Selbmann H-K (1995b) Der Januskopf der Richt- oder Leitlinien. Fortschr Med 113: Editorial Seite 1 und Seite 24

US Department of Health and Human Service, Public Health Service (ed) (1993) Depression in primary care: Volumen 1: Detection and Diagnoses, Volume 2: Treatment of Major Depression. Washington, DC, USA

Veit Ch (1995) Erfahrungsbericht über das Hamburger Modell der internen Qualitätssicherung. Vortrag beim Symposium „Interne Qualitätssicherung im Krankenhaus" am 07.07.1995 im Haus der Wirtschaft in Stuttgart

Wolfersdorf M, Bahnmüller J, Bretschneider S et al. (1988) Depressionsstationen. Eine Übersicht zum heutigen Stand. Psychiatr Prax 15: 134–141

Wolfersdorf M, Gallhofer B, Grosch A, Seeler W, Steinberg R (1994a) Depressive Erkrankungen. Adäquate Therapie in der Allgemeinpraxis. Therapiewoche 44: 1738–1752

Wolfersdorf M, Grünewald I, Lehle B et al. (1994b) Depressionsstationen. Spezialisierung in der stationären Depressionsbehandlung. Psycho 20: 14–20

Wolfersdorf M, Bretschneider S, Demhartner D et al. (1995) Standards stationärer Depressionsbehandlung auf Depressionsstationen. Krankenhauspsychiatrie 6: 63–69

Diskussion zu Vortrag 5

von Priv.-Doz. Dr. W. Wolfersdorf et al.

Priv.-Doz. Dr. W. Strick
Haben Sie Qualitätsunterschiede zwischen den Einrichtungen feststellen können? Und in diesem Zusammenhang: Wie ist die Inter-Rater-Reliabilitätsfrage bei den angewandten Skalen hinsichtlich der Qualitätssicherung zu lösen?

Prof. Dr. M. Wolfersdorf
Über Unterschiede zwischen den Kliniken kann ich im Moment noch nicht viel sagen, da noch nicht alle Daten vorliegen bzw. ausgewertet sind. Bis jetzt scheint es, daß die Patienten in Klinik A sich subjektiv insgesamt als schwerer erkrankt einschätzen, und auch objektiv so eingeschätzt werden. Auch ist die Aufenthaltsdauer dort wohl etwas länger. Hinsichtlich der Behandlungsergebnisse haben wir bisher keine auffälligen Unterschiede gesehen.

Zur zweiten Frage: Das Problem der Inter-Rater-Reliabilität besteht bei der Verwendung von Skalen immer. Es wird darauf hinauslaufen, daß man beispielsweise ein Hamilton-Training durchführen muß. In allen jetzt beteiligten Gruppen waren allerdings Teilnehmer, die bereits Erfahrung damit haben, zum Teil schon seit Jahren damit arbeiten.

Wenn sich später viele Kliniken beteiligen, müssen natürlich alle Daten anonymisiert über die Projektstelle der Landesärztekammer laufen. Dann werden die Daten durch eine Expertengruppe gesichtet, die aus den Reihen der beteiligten Kliniken gewählt wird. Die Daten werden anonym vorgelegt und gehen dann wieder an die Projektstelle zurück. Das ist auch in anderen Disziplinen so üblich.

Prof. Dr. W. Gaebel
Solange die Ergebnisqualität in Ordnung ist, brauchen wir uns um die Prozeßqualität vielleicht gar nicht zu kümmern. Hier sind vier Kliniken angetreten und haben geschaut, wie die Ergebnisse ihrer Depressionsbehandlungen sind. Und sie sind erstaunlich ähnlich. Das kann natürlich sehr vieles heißen. Das kann die Datenqualität anlangen, das kann aber auch ein tatsächliches Ergebnis sein, so daß man es damit auch schon bewenden lassen könnte. Man kann aber auch die Daten sehr detailliert betrachten, wenn es nötig ist.

Natürlich wird man sehr genau prüfen, wie die Analysestrategien beschaffen sein müssen, bevor man an einen flächendeckenden Einsatz denken kann. Darin liegt ja auch der Sinn eines Pilotprojektes. Wenn sich tatsächlich Unterschiede zwischen den Häusern ergeben, dann muß man versuchen zu ergründen, auf welche Prozeßmerkmale sie zu beziehen sind. Das wird noch einen erheblichen analytischen Aufwand erfordern. Dazu kommen natürlich auch noch die Kostenvergleiche.

Dr. M. Struck
Es wäre sicher sehr interessant, wenn unter den zukünftig teilnehmenden Kliniken auch eine psychosomatische Klinik wäre, wo die medikamentöse Behandlung eher zur Rarität gehört, um zu sehen, ob das Ergebnis ihrer Behandlungsstrategie von dem der übrigen Kliniken letztlich abweicht.

Prof. Dr. M. Wolfersdorf
Das wäre aber dann keine Fragestellung der Qualitätssicherung mehr, sondern ein Vergleich zwischen Therapie A und Therapie B. Bei der Qualitätssicherung ist die Fragestellung dagegen, ob eine Klinik einen vorgegebenen Standard erreicht, oder ob sie darunter oder darüber liegt. Sind die Ergebnisse einer Klinik beispielsweise sehr schlecht, dann läßt sich im Nachhinein natürlich fragen, woran das liegt. Haben sie vielleicht ein anderes therapeutisches Konzept? Aber das ist nicht der Vergleich zweier Therapiemethoden, wie wir ihn beispielsweise aus der Pharmakotherapieforschung kennen. Das ist ein anderer Ansatz.

Dr. N. Weißig
Unterstellen wir einmal, daß keine methodischen Probleme bestehen und die Ergebnisse in der Tat bei allen Kliniken etwa vergleichbar sind. Dann stellt sich natürlich im gesundheitspolitischen Rahmen die Frage nach den Kosten dieses bei allen gleichen „Produktes“. Auch diesen Gesichtspunkt sollte man nicht übersehen.

6 Qualitätszirkel – eine Maßnahme der Qualitätssicherung in der ambulanten psychiatrisch-psychotherapeutischen Versorgung

M. HÄRTER und M. BERGER

Als Ergänzung zu den eher formellen Qualitätssicherungsmaßnahmen haben sich in den letzten Jahren vor allem in den Niederlanden und in Großbritannien Ärzte gleicher oder benachbarter Fachrichtungen zu sogenannten Qualitätszirkeln oder Peer-review-Gruppen zusammengeschlossen. Ziel dieser Arbeitsgemeinschaften ist die kritische Analyse der eigenen Arbeit, die Bewertung ihrer Qualität durch direkte Gegenüberstellung mit der anderer Kollegen und durch Orientierung am Stand der empirischen Forschung, sowie die Qualitätsverbesserung durch die Erarbeitung von geeigneten Maßnahmen, beispielsweise von diagnostischen und therapeutischen Leitlinien. Basis der Qualitätszirkelarbeit ist die interkollegiale Diskussion des diagnostischen und therapeutischen Vorgehens anhand konkreter Patientenbeispiele unter der Leitung eines geschulten Moderators. Zur Zeit arbeiten in Deutschland ca. zehn psychiatrisch-psychotherapeutische Qualitätszirkel mit insgesamt etwa 100 Teilnehmern nach einem noch in der Evaluationsphase befindlichen Konzept, das von einer Arbeitsgruppe an der Universitätsklinik Freiburg in Zusammenarbeit mit der Deutschen Gesellschaft für Psychiatrie, Psychotherapie und Nervenheilkunde (DGPPN) und dem Berufsverband nieder-gelassener Nervenärzte (BVDN) entwickelt wurde.

6.1 Vorbemerkungen

Qualitätssicherung ist in den letzten Jahren zu einem wesentlichen Bestandteil der medizinischen Versorgung geworden (Häussler et al. 1992; Kordy 1992; Berger 1995). Bundesweit wurden und werden große Anstrengungen unternommen, im ärztlichen Bereich qualitätssichernde Maßnahmen zu etablieren. Im ambulanten Sektor haben niederländische und englische Kollegen eine Vorreiterrolle bei der Etablierung von qualitätssichernden Maßnahmen, speziell von Qualitätszirkeln (dort als Peer-review-Grupppen bekannt) innegehabt (Grol et al. 1988; Grol u. Schellevis 1988; Russell et al. 1992; Wensing u. Grol 1994). Im Inland sind in den letzten Jahren ebenfalls vielfältige Initiativen entstanden, Qualitätszirkel in der ambulanten haus- wie fachärztlichen Versorgung zu etablieren (Klein-Lange et al. 1992; Bahrs et al. 1994; Gerlach u. Bahrs 1994; Härter et al. 1995; Tausch et al. 1995; Vauth 1995). Sowohl der Gesetzgeber als auch berufsständische Organisa-

Bayer-Tropon-Symposium, Bd. XI
Qualitätssicherung in der Psychiatrie
Hrsg. M. Berger u. W. Gaebel

tionen haben zudem Richtlinien für die Qualitätssicherung in der Medizin geschaffen. Neben speziellen externen Qualitätssicherungsmaßnahmen (z. B. Ringversuche im Laborbereich) wurde der Schwerpunkt hier eindeutig auf die Etablierung von Qualitätszirkeln gelegt (vgl. Kassenärztliche Bundesvereinigung 1993; Selbmann 1994).

6.2 Definition und Ziele von Qualitätszirkeln

Allgemein versteht man unter einem Qualitätszirkel den freiwilligen Zusammenschluß einer Gruppe von Ärzten - gleicher oder benachbarter Fachrichtungen bzw. von in der Patientenversorgung beteiligten Berufen - mit dem Ziel, die eigene Arbeit zu analysieren, sie bezüglich der Qualität zu bewerten und daraus eine Qualitätsverbesserung resultieren zu lassen. Konkret bedeutet dies, daß Teilnehmer im Qualitätszirkel ihre ärztliche Handlungspraxis in kollegialer Diskussion unter der Koordination eines Moderators beschreiben, vergleichen und bewerten sollen. Ziele der Qualitätszirkelarbeit sind neben dem interkollegialen Austausch 1.) die Orientierung der eigenen Tätigkeit am Stand der empirischen Forschung bzw. den regionalen Gegebenheiten, 2.) die Beschreibung, Rekonstruktion und Bewußtmachung eigener Handlungsleitlinien sowie die Erarbeitung von für den Qualitätszirkel verbindlichen diagnostischen und therapeutischen Leitlinien. Zudem soll im Qualitätszirkel 3.) Wissen aufgefrischt bzw. neu erworben werden können und 4.) die Fähigkeit der Selbstbeurteilung und -beobachtung gestärkt werden. Anhand exemplarischen Lernens am gewählten Thema im Qualitätszirkel soll 5.) der eigene Beitrag zur Patientenversorgung sowohl für den Bereich des behandelten Themas als auch auf andere Bereiche übergreifend verbessert werden.

Von anderen Formen ärztlicher Fort- und Weiterbildung lassen sich Qualitätszirkel folgendermaßen unterscheiden (vgl. Bahrs et al. 1994):

a) von *akademischer Wissenschaft* durch ihren interkollegialen Rahmen und den Praxisbezug,
b) von *traditioneller Fortbildung* durch eine Expertenschaft, die der Gruppe selbst zugeschrieben wird und durch Themenzentrierung, Rekonstruktion und Diskussion von Patientenbeispielen sowie Kontinuität,
c) von *Balintgruppen* durch die Fokussierung spezifischer Störungen (Depression, Sclafstörungen etc.) und erst sekundärer Berücksichtigung von Arzt-Patient-Beziehungsaspekten,
d) von *Stammtischrunden* durch die Systematik und Strukturierung, die zeitliche Befristung und den konkreten Zielbezug sowie
e) von *Selbsthilfegruppen* durch die Art der Gruppenzusammensetzung und ebenfalls durch ihre Befristung, den Zielbezug und die Systematik.

Es besteht weitgehend Konsens über die Grundlagen und Basisbedingungen von Qualitätszirkelarbeit (z. B. Freiwilligkeit der Teilnahme, regelmäßige Zirkeltreffen, festgelegte Gruppengröße, Themenzentriertheit, Praxisbezug, eigene Expertenschaft der Teilnehmer etc.). Basis der Qualitätszirkelarbeit stellt die interkollegiale Diskussion des diagnostischen und therapeutischen Vorgehens anhand konkreter Patientenbeispiele dar. Dennoch existiert kein einheitliches Modell für die Gestaltung und Durchführung von Qualitätszirkeln. Im Zentrum der Diskussion über die sinnvollste und effektivste Form der Durchführung von Qualitätszirkeln steht zunehmend die Frage, mithilfe welcher Methoden eine Optimierung von Erfahrungs- und Lernprozessen bei den Qualitätszirkelteilnehmern erreicht werden kann. Hier wird kontrovers diskutiert, ob für strukturierte Qualitätszirkelarbeit allgemeine und bereits „vorformulierte" Leitlinien diagnostischer und therapeutischer Strategien ärztlichen Handelns benutzt werden sollen (Abholz et al. 1992; Grol 1992; Härter et al. 1994) oder ob Qualitätszirkel jeweils nur spezifische, eigene und regional gültige Leitlinien ärztlichen Handelns entwickeln und für die Zirkelarbeit nutzen sollen (Bahrs et al. 1994; Gerlach u. Bahrs 1994). Hier ist zu bemerken, daß beide Strategien eine wichtige Grundlage im Qualitätszirkel darstellen und sinnvoll miteinander kombiniert werden können bzw. sollten.

6.3 Qualitätszirkel in der psychiatrisch-psychotherapeutischen Versorgung

6.3.1 Konzeption

Seit 1994 wird mit Unterstützung der Deutschen Gesellschaft für Psychiatrie, Psychotherapie und Nervenheilkunde (DGPPN) und dem Berufsverband Deutscher Nervenärzte (BVDN) die Gründung, Etablierung und Evaluation von Qualitätszirkeln im Bereich der ambulanten psychiatrisch-psychotherapeutischen Versorgung systematisch gefördert (vgl. Berger et al. 1995; Vauth 1995). Der Initiative liegt folgende Konzeption zugrunde: Qualitätszirkel bieten den teilnehmenden, niedergelassenen und in Klinikambulanzen arbeitenden Psychiatern und Psychotherapeuten die Möglichkeit, in kollegialer Diskussion und durch Koordination eines geschulten Moderators ihr diagnostisches und therapeutisches Vorgehen bei der Versorgung psychisch Kranker darzustellen, zu vergleichen und zu bewerten. Die Qualitätszirkelteilnehmer treffen sich regelmäßig in Gruppen von 8–12 Personen alle 6–8 Wochen (vgl. Tabelle 1). Dieser kontinuierliche Austausch im festen Teilnehmerkreis, d.h. die Schaffung einer stabilen Gruppenzusammensetzung und offenen Gesprächsatmosphäre sind Voraussetzung dafür, daß es tatsächlich zum interkollegialen Erfahrungsaustausch und Reflektieren des eigenen ärztlichen Handelns kommt.

Tabelle 1. Rahmenbedingungen der Qualitätszirkel

- Freiwillige Teilnahme
- Kontinuierliche Zirkeltreffen im 6- bis 8wöchigen Abstand mit 8–12 Teilnehmern
- Kollegialer, themenbezogener Erfahrungsaustausch als Basis der Gruppenarbeit
- Konstanter Moderator unterstüzt die systematische Qualitätszirkelarbeit
- Themenzentrierte Unterstützung durch Moderatormanuale
- Einigung auf diagnostische und therapeutische Leitlinien als Arbeitsziel

Ziel der Qualitätszirkelarbeit ist neben den in Abschnitt 6.2 formulierten allgemeinen Zielen von Qualitätszirkeln (s.oben) die Erarbeitung von eigenen, d.h. an die bestehenden lokalen Gegebenheiten angepaßten diagnostischen und therapeutischen Leitlinien. Daher stellt die kritische Auseinandersetzung mit dem eigenen psychiatrisch-psychotherapeutischen Alltagshandeln der Teilnehmer und die interkollegiale Diskussion des diagnostischen und therapeutischen Vorgehens das Kernelement des Qualitätszirkels dar. Je konkreter sich die Arbeit im Zirkel dabei auf Dokumentationen der Alltagspraxis stützen kann, desto intensiver und realer kann die interkollegiale Diskussion des ärztlichen Routinehandelns erfolgen. Als Diskussionsbasis sind denkbar und teilweise erprobt: *Videoaufzeichnung* (oder Tonband) von Sprechstundenkontakten; *Dokumentationsbögen* mit Behandlungsprotokollen; *Dokumentenanalyse* (z.B. Karteikarte, Arztbrief, ausgewertete Daten aus der Praxis-EDV) *mündliche Fallvorstellung* etc. Ebenfalls können aggregierte *Krankenkassen-* bzw. *KV-Daten* (z.B. Rezeptauswertungen) genutzt werden. Die Wahl der Dokumentationsmethoden hängt dabei a) vom Erkenntnisinteresse des Qualitätszirkels, b) den technischen und sächlichen Ressourcen und c) der verfügbaren Sachkompetenz des Moderators bzw. der Zirkelteilnehmer ab. Zudem können mehrere Methoden sinnvoll miteinander kombiniert werden.

Bei der Strukturierung der inhaltlichen Diskussion und der Gruppenarbeit sowie der Beachtung und Steuerung der gruppendynamischen Prozesse kommt dem Moderator eine wesentliche Funktion zu. Moderation heißt, einen Qualitätszirkel bzw. dessen Teilnehmer „durch Fragen führen“ (Koch 1992; Härter et al. 1996). Die Zirkelteilnehmer werden ganz explizit nicht als passive Empfänger von vorgetragener Information, sondern als Träger von Ideen, Fähigkeiten und Erfahrungen gesehen. Dem Moderator sollte daher die Herstellung einer Balance zwischen den einzelnen Persönlichkeiten bzw. Interessen der Zirkelteilnehmer und den Interessen der Gruppe sowie dem zu bearbeitenden Thema im Rahmen der vorher bestimmten Arbeitsbedingungen gelingen (Weiß-Plumeyer 1994). Im Unterschied zum traditionellen Gruppenleiter hat der Moderator nicht die Aufgabe, inhaltliche Entscheidungen zu treffen, sondern der Gruppe Hilfestellung für die eigene Problemfindung und -lösung zu geben (Katalysator). Besonders wichtig ist ebenfalls die Funktion des Moderators, die Gruppenarbeit im Qualitätszirkel zu strukturieren. So hat er die Aufgabe, den Beginn der Gruppenarbeit zu initiieren, die kontinuierliche Teilnahme der Kollegen zu ermöglichen und immer wieder den Blick auf das gemeinsam bestimmte Ziel der Qualitätszirkelarbeit zu richten. Im einzelnen hat er folgende Aufgaben, die in Abstimmung auch von Gruppenmitgliedern übernommen werden können (vgl. Tabelle 2).

6.3.2 Ablauf eines Qualitätszirkels

Zur Durchführung von Qualitätszirkeln ist eine genaue Kenntnis der einzelnen Phasen/Abschnitte im Arbeitsprozeß eines Zirkels notwendig. Allgemein orientiert sich die Arbeit im Qualitätszirkel an einem regelhaften Prozeß zur Qualitätsverbesserung, der auch als „Kreislauf der Qualitätssicherung“ bezeichnet wird

Tabelle 2. Aufgaben des Moderators im Qualitätszirkel

1. Organisatorisch
   Einladung und Motivierung zur Teilnahme am Qualitätszirkel. In Abstimmung mit den Teilnehmern: Termin-, Ort- und Zeitfestlegung für Zirkel; Sicherstellung guter Arbeitsbedingungen; Einhaltung des Zeitplans; Strukturierung der Wortmeldungen etc.
2. Didaktisch
   Erarbeitung der Zielsetzung des Qualitätszirkels; Förderung der erfahrungsbezogenen Diskussion; Verdeutlichung von Gedankengängen und Zusammenfassung von Ergebnissen; Förderung der Selbstreflexion; Bewußtmachen von möglicher „Betriebsblindheit".
3. Gruppenstrukturierend
   Bekanntmachung der Teilnehmer; Klärung der Erwartungen; Herstellung einer kooperativen Arbeitsatmosphäre; Identifizierung und Bewältigung von Störungen der Gruppenarbeit.
4. Methodisch
   Unterstützung bei der gezielten Evaluation der Qualitätszirkelarbeit; Unterstützung bei der Dokumentation des Alltagshandelns; Unterstützung bei der Aufbereitung der Daten und deren Interpretation, die als Grundlage für die Diskussion im Qualitätszirkel dienen.

(vgl. Grol 1993). Qualitätssicherung ist nach diesem Modell ein kontinuierlicher Prozeß, der nach der Themenwahl der Teilnehmer im Qualitätszirkel mit der Beobachtung und Reflexion des eigenen Routinehandelns (Beschreibung des Ist-Zustandes) und dem Erkennen und Identifizieren von Problembereichen beginnt. Als Methoden der Identifikation von Problembereichen kommen die oben genannten Methoden in Betracht (Patientenbeispiel, Auswertung von Praxisdaten etc.). Dieser gelegentlich auch als spiralförmig beschriebene Prozeß betont ebenfalls die phasenweise notwendige Evaluation des eigenen Vorgehens.

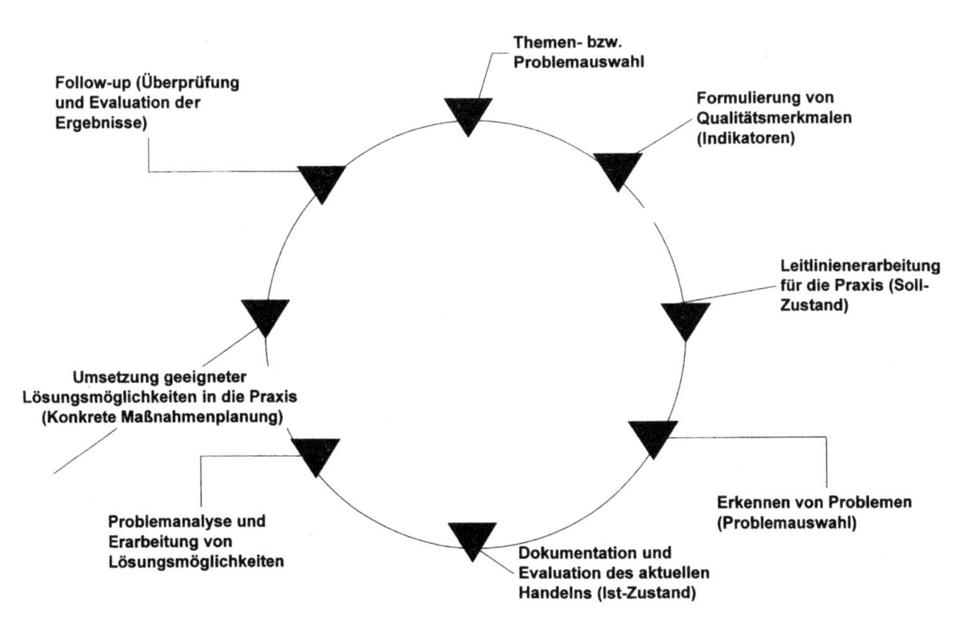

Abb. 1. Der Qualitätsentwicklungskreislauf

Zur Erkennung von Problembereichen und zur Anregung des interkollegialen Erfahrungsaustausches im Qualitätszirkel, wie eine möglichst optimale Patientenversorgung aussehen könnte (diagnostische und therapeutische Leitlinien), werden den Moderatoren und Teilnehmern der Qualitätszirkel speziell entwickelte Materialien (sog. Moderatormanuale) an die Hand gegeben. Ziel dieser „a-priori-Formulierung" von Leitgedanken ist es in diesem Zusammenhang, die anschließend zu dokumentierende Versorgung mit einem möglichen und im Qualitätszirkel (kontrovers) zu diskutierenden „Maßstab" vergleichen zu können. Hierzu wurden von der Arbeitsgruppe *Qualitätssicherung in der ambulanten psychiatrisch-psychotherapeutischen Versorgung des Referats „Qualitätssicherung" in der DGPPN* unter der Mitarbeit von niedergelassenen Psychiatern bzw. Nervenärzten bislang 6 themenspezifische Moderatormanuale nach einem einheitlichen didaktischen Konzept entwickelt. Die Manuale bestehen jeweils aus einem vorbereiteten Satz von Folien und spezifischen Hintergrundinformationen: So werden einerseits volkswirtschaftliche und epidemiologische Daten zur Verfügung gestellt, die bisherige Problembereiche der ärztlichen Handlungspraxis bei einzelnen Krankheitsbildern aufzeigen. Andererseits kann anhand „typischer Patientenbeispiele" aus dem Manual (alternativ werden im Qualitätszirkel Patientenbeispiele von den Zirkelteilnehmern eingebracht und diskutiert) ein gezielter Reflexionsprozeß über angemessenes diagnostisches und therapeutisches Vorgehen angeregt werden. Ergänzt werden kann dieser durch das Einfließenlassen der auf Folien formulierten Leitgedanken zur Diagnostik und Therapie. Diese Hintergrundinformationen können bisher vom Qualitätszirkel unberücksichtigte und/oder weniger präzisierte Aspekte des diagnostischen und therapeutischen Vorgehens beinhalten. Insbesondere sind darin Vorschläge enthalten, wie Stufenschemata zur rationalen Abfolge von diagnostischen und therapeutischen Maßnahmen in der Praxis aussehen können. Bezüglich therapeutischer Strategien werden dabei pharmakologische, sozialpsychiatrische und psychotherapeutische Maßnahmen sowie gesundheitsfördernde Strategien (z. B. zur Compliancestärkung) integriert. Die Folien sind dabei als Hilfestellungen zur Konkretisierung von diagnostischen und therapeutischen Problemen und möglichen Lösungsansätzen gedacht. Außerdem soll das zur Verfügung gestellte Material dem Moderator die Vorbereitung von Zirkeltreffen erleichtern und ihm eine gewisse Sicherheit für den Ablauf und die konkrete Durchführung von Qualitäszirkeln geben. Bislang wurden 6 Moderatormanuale zu den Themen a) *Depressionen*, b) *Schizophrenien*, c) *Dementielle Erkrankungen*, d) *Alkoholismus* und e) *Schlafstörungen* sowie f) *Angststörungen* entwickelt (vgl. Härter 1995).

Der Zeitrahmen für die Bearbeitung der durch die Moderatormanuale vorbereiteten Themen ist zunächst bewußt offen gehalten, d. h. die einzelnen Qualitätszirkel entscheiden selbständig, ob die jeweiligen Themen in einer oder in mehreren Sitzungen bearbeitet bzw. zusätzliche Themenschwerpunkte von ihnen gesetzt werden. Auch obliegt es der Entscheidung des Moderators und der Gruppe, ob und in welchem Umfang der Einsatz der vorbereiteten Folien für den Ablauf des jeweiligen Qualitätszirkels sinnvoll ist.

Als Orientierungshilfe für die zeitliche und inhaltliche Strukturierung eines Qualitätszirkels wird hier auf den von uns vorgeschlagenen didaktischen Ablauf

Tabelle 3. Ablauf eines Qualitätszirkels mit Moderatormaterialien

1. Organisatorisches (u. a. Fragen zur letzten Zirkelsitzung; Zeitplan, Thema und Ziel des heutigen Zirkels)
2. Patientenbezogene Gruppendiskussion (Fallbeispiel(e) aus dem Teilnehmerkreis, alternativ aus den Moderator-Manualen)
3. Ergänzung der Ergbnisse der Gruppendiskussion durch Ergänzung der Leitgedanken zu Diagnostik und Therapie (aus dem Moderatormanual, je nach Thema)
4. Umgang mit „schwierigen" Behandlungssituationen/Patienten (bezogen auf das jeweilige Thema)
5. Rationale Pharmakotherapie und Alternativen zu pharmakotherapeutischen Maßnahmen („Grünes Rezept")
6. Zusammenfassung und Evaluation der Zirkelsitzung
7. Vorschau auf das nächste Treffen

eines Zirkels zurückgegriffen, der sich in insgesamt 6 Phasen unterteilen läßt (vgl. Tabelle 3).

Dabei sollten die Schritte 1, 6 und 7 an jedem Abend absolviert werden, da sie gewissermaßen den Rahmen für eine Zirkelsitzung darstellen. Die Schritte 2–5 müssen nicht in einer Qualitätszirkelsitzung abgearbeitet werden. Meist sind – je nach Themenwahl bzw. Problemstellung, die der Qualitätszirkel zu bearbeiten entscheidet – mehrere Zirkelsitzungen notwendig, um die verschiedenen Aspekte, die zu dem von den Teilnehmern gewählten Thema gehören, ausführlich zu bearbeiten.

6.4 Evaluation

Bislang liegen national wie international kaum empirische Ergebnisse zur Durchführung, Gestaltung und Effekten kontinuerlicher Qualitätszirkelarbeit vor (North of England Study 1990; Andres u. Weiß-Plumeyer 1995). Daher stellt eine wissenschaftliche Begleitung der Qualitätszirkel eine Voraussetzung dar, die von Moderatoren und Teilnehmern geleistete Arbeit für interessierte Kollegen sichtbar und nachvollziehbar zu machen und außerdem die Konzeption der Zirkel einer kritischen Überprüfung zu unterziehen (Tausch et al. 1995).

Tabelle 4. Ziele der Evaluation

- Zielsetzungen der Teilnehmer und Moderatoren, die mit der Qualitätszirkelarbeit angestrebt werden sollen, erfassen.
- Qualitätszirkelarbeit präzise beschreiben und bewerten.
- Qualitätszirkelarbeit für andere sichtbar und nachvollziehbar machen.
- Im Verlauf erhobene Daten und Ergebnisse an die Qualitätszirkel zurückmelden (z. B. Teilnehmerzahl, Themenwahl, Problemauswahl, Einschätzung der Zirkelsitzungen etc.)
- Wirksamkeit der Qualitätszirkel erfassen und Veränderungen im diagnostischen und therapeutischen Handeln beschreiben
- Empirische Grundlagen für Entscheidungen über Konzept- und Programmodifikation der Qualitätszirkel schaffen.

Gegenwärtig arbeiten bundesweit in einer Pilotphase 10 psychiatrisch-psychotherapeutische Qualitätszirkel mit ca. 100 Teilnehmern nach diesem Konzept. Zur Evaluation wurden von unserer Forschungsgruppe an der Universität Freiburg spezifische Meßinstrumente zur Befragung der Teilnehmer und Moderatoren der Qualitätszirkel entwickelt. Hier werden u. a. der berufliche Hintergrund der Teilnehmer und Moderatoren, ihre persönliche Motivation zur Mitarbeit im Qualitätszirkel, anzustrebende Ziele der Qualitätszirkelarbeit und die aktuelle berufliche Situation erfaßt. Der konkrete Ablauf in den Qualitätszirkeln wird nach jeder Sitzung durch die Moderatoren mittels einer hierfür entwickelten Dokumentation protokolliert. Hier stehen Fragen zur Güte des Manuals, zur Identifizierung und Bearbeitung von konkreten Problemstellungen und die persönliche Einschätzung zum Informations- und Fortbildungsinhalt des Qualitätszirkels im Zentrum. Eine solche Evaluation schien vor einer generellen Empfehlung notwendig, da das von der Arbeitsgruppe entwickelte Konzept sich nicht an bereits bestehenden Qualitätszirkeln für Psychiater und Psychotherapeuten orientieren konnte, sondern Neuland darstellt.

6.5 Trainingsseminare für Moderatoren

Um eine kontinuierliche und effektive Arbeit in auf diese Weise konzipierten Qualitätszirkeln zu erreichen, müssen interessierte Moderatoren für die Leitung eines Qualitätszirkels gezielt und systematisch vorbereitet werden. Diese Moderatorentrainings werden von unserer Arbeitsgruppe als Trainingsprogramme angeboten, durch die notwendige Bausteine zur Moderation eines Qualitätszirkels praxisnah vermittelt werden. Das Training ist als 1 1/2tägiger Grundkurs vor Moderationsbeginn (16 Fortbildungsstunden) und als 1/2tägiger Aufbaukurs (5 Fortbildungsstunden) nach der Erfahrung der Moderatoren mit der Umsetzung in einem Qualitätszirkel konzipiert, wobei sich der Grundkurs in einen Informationsteil und einen Trainingsteil gliedert (vgl. Härter et al. 1996). Im Informationsteil des Grundkurses wird den zukünftigen Moderatoren die Konzeption von Qualitätszirkeln vermittelt.

Hierzu werden u. a. notwendige Grundlagen der Qualitätszirkelarbeit (Definition und Inhalte von Qualitätssicherungs bzw. -managementprogrammen, Geschichte des Qualitätszirkelgedankens etc.) vermittelt. Im Trainingsteil werden insbesondere praktische Übungen zur Rolle und zu den Aufgaben des Moderators durchgeführt, gezielt didaktische Basisstrategien (Moderationszyklus, Technik der Zielkonkretisierung, Feedbackregeln etc.) aufgebaut und die Trainingsteilnehmer mit der Methodik der Moderation sowie speziellen Arbeitsmethoden im Qualitätszirkel (z. B. manualunterstützte Diskussion von Leitlinien) vertraut gemacht. Auch werden die Moderatoren zur Mitarbeit an der von uns durchgeführten Evaluation ärztlicher Qualitätszirkel motiviert. Inzwischen wurden über 50 Psychiater und Psychotherapeuten anhand dieser Schulungskonzeption für die konkrete Arbeit im Qualitätszirkel vorbereitet. Weitere Kollegen, die Interesse an diesen Trainingsseminaren geäußert haben, werden im Laufe diesen Jahres geschult werden. Von unserer Arbeitsgruppe durchgeführte Befragungen zur Güte des Trainingsseminars belegen, daß sowohl die Durchführung und die Gruppenarbeit als auch die erreichten Lerneffekte von den Teilnehmern positiv bewertet werden (vgl. Härter et al. 1996).

Danksagung. Wir danken der Firma Rhône Poulenc Rorer für ihre finanzielle Unterstützung bei der wissenschaftlichen Auswertung dieses Pilotprojektes.

Literatur

Abholz HH, Dreykluft HR, Meyer B (1992) Bericht über einen Qualitätszirkel. Z Allg Med 68: 468–472

Andres E, Weiß-Plumeyer M (1995) Qualitätszirkel. In: Szecsenyi J, Gerlach FM (Hrsg) Stand und Zukunft der Qualitätssicherung in der Allgemeinmedizin. Nationale und internationale Perspektiven. Hippokrates, Stuttgart; S 51–63

Bahrs O, Gerlach FM, Szecsenyi J (Hrsg) (1994) Ärztliche Qualitätszirkel. Leitfaden für den niedergelassenen Arzt. Deutscher Ärzte-Verlag, Köln

Berger M (1995) Qualitätssicherung - eine Standortbestimmung. In: Haug HJ, Stieglitz RD (Hrsg) Qualitätssicherung in der Psychiatrie. Enke, Stuttgart: S 7–25

Berger M, Barth-Stopik A, Gaebel W (1995) Qualitätszirkel in der ambulanten psychiatrisch-psychotherapeutischen Versorgung - Ankündigung einer Informationsveranstaltung mit Moderatorentraining. Psycho 21: 627–628

Gerlach FM, Bahrs, O (Hrsg) (1994) Qualitätssicherung durch hausärztliche Qualitätszirkel. Strategien zur Etablierung. Ullstein Mosby, Wiesbaden

Grol R (1992) Implementing guidelines in general practice care. Int J Qual Health Care 1: 184–191

Grol R, Schellevis F (1988) Qualitätskontrolle in der Allgemeinmedizin: Interkollegiale Überprüfung für Hausärzte. Allgemeinmedizin 17: 1–7

Grol R, Mokkink H, Schellevis F (1988) The effects of peer review in general practice. J R Coll Gen Pract 38: 10–13

Grol R, Wensing M, Jacobs A, Baker R (1993) Quality assurance in general practice in Europe. The state of the art. NHG, Utrecht

Härter M (1995) Materialiensammlung. Qualitätszirkel in der ambulanten psychiatrisch-psychotherapeutischen Versorgung. Ein Pilotprojekt der Deutschen Gesellschaft für Psychiatrie, Psychotherapie und Nervenheilkunde (DGPPN) und des Berufsverbandes Deutscher Nervenärzte (BVDN). Universitätsklinik für Psychiatrie und Psychosomatik (unveröffentlicht), Freiburg

Härter M, Tausch B, Niebling W, Vauth R, Berger M (1994) Qualitätszirkel in der hausärztlichen Versorgung - ein Modellprojekt in Südbaden. Z Allg Med 16: 653–656

Härter M, Tausch B, Berger M, Niebling W, Geldmacher J, Dieter G (1995) Qualitätszirkel in der psychosomatischen Grundversorgung. Münch Med Wochenschr 137: 544–546

Härter M, Vauth R, Tausch B, Berger M (1996) Ziele, Inhalt und Evaluation von Trainingsseminaren für Qualitätszirkelmoderatoren. (im Druck).

Häussler B, Schliehe F, Brennecke R, Weber-Falkensammer (Hrsg) (1992) Sozialmedizinische Ansätze der Evaluation im Gesundheitswesen, Bd 2: Qualitätssicherung in der ambulanten Versorgung und medizinischen Rehabilitation. Springer, Berlin Heidelberg New York Tokyo

Kassenärztliche Bundesvereinigung (1993) Richtlinien der Kassenärztlichen Bundesvereinigung für Verfahren zur Qualitätssicherung (Qualitätsssicherungs-Richt-linien der KBV gemäß § 135 Abs. 3 SGB V). Dtsch Ärztebl 90 (21): A1611–1614

Klein-Lange M, Gerlach FM, Bahrs O, Szecsenyi J, Ruprecht, T (1992) Ärztliche Qualitätszirkel - Ein bewährter Weg zu Verbesserungen im Praxisalltag. KVN-Quartal 4: 54–59

Koch G (1992) Die erfolgreiche Moderation von Lern- und Arbeitsgruppen. Praktische Tips für jeden, der mit Teams mehr erreichen will, 3. Aufl. Verlag moderne Industrie, Landsberg

Kordy H (1992) Qualitätssicherung: Erläuterungen zu einem Modewort. Z Psychosom Med 38: 310–324

North of England Study of Standards and Performance in General Practice (1990) Final Report. Volume III - The effect of setting and implementing clinical standards. Health Care Research Unit, Report No. 42. University of Newcastle upon. Tyne, Newcastle upon Tyne

Russell IT, Addington-Hall JM, Avery PJ et al. (1992) Medical audit in general practice. I. Effects on doctor's clinical behavior for common childhood conditions. Br Med J 304: 1480–1484

Seifert JW (1995) Visualisieren - Präsentieren - Moderieren, 7. Aufl. Gabal, Speyer

Selbmann HK (1994) Maßnahmen der medizinischen Qualitätssicherung in der Bundesrepublik Deutschland. Bestandsaufnahme. Bd 38 der Schriftenreihe des Bundesministeriums für Gesundheit. Nomos, Baden-Baden

Tausch B, Härter M, Niebling W, Dieter G, Berger M (1995) Implementierung und Evaluation von Qualitätszirkeln in der hausärztlichen Versorgung. Z Ärztl Fortbild 89: 402–405

Vauth R (1995) Qualitätssicherung in der ambulanten Versorgung. In: Haug HJ, Stieglitz RD (Hrsg) Qualitätssicherung in der Psychiatrie. Enke, Stuttgart, S 112–131

Weiß-Plumeyer M (1994). Was sollte ein Moderator beachten? In: Bahrs O, Gerlach FM, Szecsenyi J (Hrsg) Ärztliche Qualitätszirkel. Leitfaden für den niedergelassenen Arzt. Deutscher Ärzte-Verlag, Köln, S 97–108

Wensing M, Grol R (1994) Single and combined strategies for implementing changes in primary care. A Literature Review. Int J Qual Health Care 6: 115–132

Diskussion zu Vortrag 6

von Dr. Dr. M. Härter und Prof. Dr. M. Berger

Dr. C. Cording
Gibt es auch schon Moderatormanuale für klinikinterne Qualitätszirkel? Eignen sich diese Manuale auch für die Arbeit in der Klinik, oder ist geplant, entsprechende Manuale zu entwickeln?

Dr. Dr. M. Härter
Die Erstellung dieser Manuale ist mit einem enormen Aufwand verbunden. Grundsätzlich glaube ich schon, daß sie sich auch für den Einsatz in der Klinik eignen Es wäre natürlich zu prüfen, ob ihre didaktische Konzeption auf die Qualitätszirkelarbeit in der Klinik ohne weiteres übertragbar ist. Denn Qualitätszirkel im Krankenhaus haben andere Schwerpunktsetzungen.

Dr. M. Struck
Wie würden Sie eigentlich die Ziele der Arbeit in einem Qualitätszirkel von denen einer Balint-Gruppe abgrenzen?

Dr. Dr. M. Härter
Ein wichtiger Punkt der Arbeit im Qualitätszirkel ist die Themenzentriertheit, das Strukturierte. Auch ist die Funktion des Moderators eine andere als die des Balint-Gruppenleiters. Der Selbsterfahrungsaspekt ist im Qualitätszirkel zweifellos geringer. Außerdem spielt der qualitätssichernde Aspekt, die Frage der Dokumentationsmethoden in der Balint-Gruppe keine Rolle. Trotzdem sind natürlich einige Basisbedingungen für Gruppenarbeit sowohl in der Balint-Gruppe als auch im Qualitätszirkel in ähnlicher Weise realisiert.

Prof. Dr. M. Berger
Im Qualitätszirkel geht es nicht primär um die Arzt-Patient-Beziehung, sondern um die gemeinsame, interkollegiale Fortbildung, wie bestimmte nosologische Entitäten optimal mehrdimensional zu diagnostizieren und zu behandeln sind.

Prof. W. Gaebel
Es wäre allerdings wünschenswert, wenn die Entwickler dieser Moderatormaterialien auch den Kontakt zu denen hielten oder suchten, die für den stationären Bereich gerade dabei sind, Leitlinien zu entwickeln. Dabei ist natürlich keineswegs klar, ob das, was für klinische Belange gilt, auch in jedem Fall so für ambulante Belange gilt. Ich erinnere nur an die Frage der Dosierung von Antidepressiva:

zumindest die Dosiergewohnheiten sind in beiden Bereichen sehr unterschiedlich. Ob das zu anderen Ergebnissen führt, sei mal dahingestellt, aber es sind andere Bedingungen, die man berücksichtigen muß. Ich kann mir nicht vorstellen, daß jeder Qualitätszirkel seine eigenen Leitlinien für die Depressionsbehandlung entwickelt, wohl aber, daß er beispielsweise regionale Gegebenheiten der umliegenden Versorgungsstrukturen in besonderer Weise berücksichtigt.

In diesem Zusammenhang stellt sich auch die Frage, welchen Background der Moderator haben muß. Ist er Primus inter pares? Muß er einen besonderen fachlichen Background haben, oder reicht es aus, daß er gruppendynamische Qualitäten hat und der „Katalysator" der Gruppe ist?

Dr. Dr. H. Härter

Optimal ist wahrscheinlich eine Kombination aus beidem. Das Material ist als Erleichterung für den Moderator gedacht sowohl zur Vorbereitung als auch zur Durchführung. Das heißt aber nicht unbedingt, daß immer nur der Moderator dieses Material in den Zirkel einbringt bzw. in Händen hat. Aber ich glaube, so läßt sich der Diskussionsprozeß besser stimulieren.

Es gibt für die Moderatoren ein ausgefeiltes Schulungsprogramm, das etwa 16 h umfaßt. Darin geht es zunächst um die Vermittlung der Grundlagen der Qualitätszirkelarbeit und um die genaue Beschreibung der Rolle des Moderators. Eine weitere Trainingseinheit befaßt sich mit der Frage, wie man eine Qualitätszirkelsitzung initiieren kann. Wir haben dafür einen Leitfaden erstellt, der zum Beispiel auch behandelt, wie man Kollegen anschreibt, um für den Qualitätszirkel zu werben. Die Moderatoren sollen ihre Zirkel selbst gründen und ihre Teilnehmer selbst finden. Des weiteren umfaßt das Schulungskonzept die Darstellung der Ziele und die Frage, wie man die ersten Sitzungen gestalten kann, in denen die gemeinsame Basis der Qualitätszirkeltätigkeit erarbeitet wird. Danach wird die Benutzung der Manuale in Kleingruppen geübt. Damit ist der erste Teil der Moderatorenschulung abgeschlossen.

Es ist geplant, nach Gründung der Qualitätszirkel in gewissen Abständen die Erfahrungen der Moderatoren gemeinsam auszuwerten und aufzuarbeiten. Welche Themen wurden bearbeitet, welche Schwierigkeiten sind dabei aufgetreten? Dafür sind halbjährliche Treffen geplant. Das wäre in groben Umrissen unsere Konzeption der Moderatorenschulung.

Priv.-Doz. Dr. J. Fritze

Inwieweit ist an eine multiprofessionelle Weiterentwicklung dieser Qualitätszirkelarbeit gedacht?

Dr. Dr. H. Härter

Das Konzept der Zirkel ist offen. Multiprofessionelle Qualitätszirkel sind auch im niedergelassenen Bereich durchaus denkbar. Oft laden die Zirkel auch von sich aus Vertreter anderer Disziplinen ein, beispielsweise einen Orthopäden und eine Krankengymnastin zum Thema Kreuzschmerz. Im stationären Rahmen sind Qualitätszirkel ohnehin multiprofessionell.

Prof. Dr. M. Berger
Noch einmal zu den Moderatormaterialien: Sie erheben in keiner Weise den Anspruch, Leitlinien oder Standards zu sein oder zu ersetzen. Es scheint mir wichtig, das noch einmal zu betonen, um Mißverständnissen und falschen Erwartungen vorzubeugen. Sie sind lediglich als Diskussionsgrundlage und Anregung für den Qualitätszirkel gedacht und werden zunächst nirgendwo anders eine Bedeutung haben.

7 „Rat und Hilfe für Angehörige psychisch Kranker“

Die Qualität der Versorgung pyschisch Kranker aus Sicht der Angehörigen

E. Maß

Kennzeichnend für die gegenwärtige Entwicklung in der Psychiatrie ist die Entstehung von Behandlungskonzepten unterschiedlichster Art. Auch regional sind große Unterschiede in den Versorgungsstrukturen erkennbar. Leider ist es den Trägern der einzelnen Einrichtungen bislang nicht gelungen, über Absprachen ein einheitliches Versorgungssystem zu schaffen. Ein weiterer Mangel der dezentralen Psychiatrie besteht darin, daß die einzelnen Einrichtungen eher konzept- als patientenorientierte Ansätze verfolgen, weshalb nicht ins System passende Patienten häufig an andere Einrichtungen überwiesen oder ohne ausreichende Sicherstellung der weiteren Versorgung entlassen werden. Zur Schaffung eines ausgeglichenen Systems der angebotenen Hilfen bieten sich die Arbeitskreise Dezentrale Psychiatrie an, in denen auch die Nutzer – Patienten und Angehörige – sowohl auf kommunaler wie auf Landesebene vertreten sein müssen. Auf kommunaler Ebene könnte zudem ein Patientenfürsprecher als Anlaufstelle für alle Beteiligten Vorschläge und Hinweise auf Mängel sammeln und an die Zuständigen weiterleiten. Besuchskommissionen bieten die Möglichkeit, die verantwortlichen Gremien in Verwaltung und Politik über die Lage der Psychiatrie zu informieren.

§ 137 SGB V fordert eine Qualitätssicherung im stationären Bereich. Diese Beschränkung auf den stationären Bereich ist folgerichtig, da das SBG V die Leistungen der gesetzlichen Krankenversicherungen normiert und im wesentlichen die gesetzliche Krankenversicherung für den stationären Bereich zuständig ist. Soweit es die ambulante ärztliche Versorgung betrifft, hat die Kassenärztliche Vereinigung im Rahmen des Sicherstellungsauftrages gemäß § 72 SGB V dafür zu sorgen, daß die wirtschaftliche und zweckmäßige Versorgung gewährleistet ist. Das ist die Qualitätssicherung für den ambulanten Bereich.

Wir Angehörige sind der Meinung, daß für die gesamte Versorgung psychisch Kranker auch die Information und therapiebegleitende Unterweisung der Angehörigen für eine Sicherstellung der Qualität erforderlich ist.

Zu Beginn muß man sich erst einmal die Frage stellen, was ist Qualität. Ich möchte es vorerst in einen Satz zusammenfassen. Qualität ist die optimale Versorgung psychisch kranker Menschen nach dem jeweils neuesten Stand der wissenschaftlichen Erkenntnisse unter Beachtung der besonderen Eigenarten und Ziele sowie der behandlungsbezogenen Vorstellungen der einzelnen Persönlichkeit. Diese Definition ist aber zu allgemein, um eine Qualitätsprüfung zu er-

Bayer-Tropon-Symposium, Bd. XI
Qualitätssicherung in der Psychiatrie
Hrsg. M. Berger u. W. Gaebel

möglichen. Auch eine Festlegung, daß Qualität das günstigste Preis-Leistungsverhältnis wäre, ist zu ungenau, da ich dann den Begriff der Leistung auch noch bestimmen muß. Grundregel ist, daß die Leistung patientenorientiert sein muß und nicht angebotsorientiert.

Weitere Qualitätsnormen wären z. B.

1. Verringerung der Rückfälle,
2. Regelung der fachlichen Zuständigkeit,
3. Nachrangigkeit stationärer Hilfen,
4. Angemessene Dokumentation,
5. Schutz der Würde des Patienten,
6. Verminderung psychopathologischer Symptomatik,
7. Förderung von Verantwortungsfähigkeit, Krankheitsverständnis, Compliance,
8. Förderung der sozialen Integration,
9. Rechtssicherheit,
10. Nutzerzufriedenheit,
11. Bedarfsgerechter Einsatz und fachliche Kompetenz der Mitarbeiter.

Es sind noch weitere Kriterien denkbar.

Wie kann ich nun Qualität erreichen? Dazu muß man sich vorerst über das Verfahren klar werden. Ich teile das in 3 Stufen ein. 1. Ich muß mir überlegen, welches Ziel ich erreichen will, und welche Möglichkeiten sind mir gegeben, um dieses Ziel zu erreichen? Jederzeit muß ich prüfen, ob auch wirklich mit den von mir vorgesehenen Mittel das Ziel erreicht werden kann. 2. Wenn ich die Versorgung dann nach den Vorgaben zu eins einleite, muß ich in jedem Stadium prüfen, ob auch wirklich mit den nunmehr laufenden Verfahren das gegebene Ziel erreicht werden kann; ggfs, muß ich Korrekturen vornehmen, oder aber das Ganze beenden und nach neuen Wegen suchen. 3. Am Schluß der Verlaufsphase muß ich prüfen, ob das von mir angestrebte Ziel auch erreicht worden ist. Komme ich zu einem positiven Ergebnis, stellt sich dann die Frage, wie kann ich diese Qualität prüfen und sicherstellen. Ohne eine Überprüfung ist eine Aussage zur Qualität nicht möglich. Wenn ich aber prüfen will, ob die Qualität erreicht ist, brauche ich erst einmal Grundlagen: Einheitliche Normen des Verfahrens und Vorgaben bei der Bereitstellung von Sach- und personellen Mitteln. Andernfalls ist eine Prüfung der Qualität überhaupt nicht möglich. Wenn ich eine Qualität in der Versorgung erreichen will, muß ich mir ein bestimmtes System, eine bestimmte Verfahrensweise, vorstellen. Hier sind wir der Meinung, daß die Qualität ein differenziertes, geschlossenes Versorgungssystem, aufgeteilt in Versorgungsbereiche, voraussetzt. Ist dieses Versorgungssystem geschaffen, muß ständig in dem dargelegten Schema sowohl generell wie auch auf einzelne Patienten hinterfragt werden, ob die geforderten Voraussetzungen gegeben sind, oder aber bessere Methoden zu einem besseren Ergebnis führen. Innerhalb dieser Versorgungsregionen sind nach den aufgezeigten Kriterien, Einrichtungen zu schaffen, die sowohl in sachlicher als auch in personeller Ausstattung eine ausreichende Quantität und Qualität aufweisen. Heute ist das aber leider noch anders. Es mag vielleicht einige Ausnahmen von Modellcharakter geben. Heute entstehen in – ich möchte mal sagen in geradezu Wildwuchs – Einrichtungen unterschiedlicher Art, beginnend von der Unterstützung ambulanter Behandlungen bis hin zu den Heimen über Betreutes Einzelwohnen, Wohngemeinschaften und dergleichen. Eine Koordination gibt es nur in den wenigsten Bereichen, so daß es durchaus passieren kann, daß in einer Region ausschließlich Heime für psychisch Kranke vorhanden sind, aber keine einfacheren Versorgungsstrukturen zu erkennen bzw. vorhanden sind. Zum Beispiel gibt es in Schleswig-Holstein im dezentralen Bereich über 4 000 Heimplätze aber nur etwa 1 000 Plätze im Betreuten Wohnen und dergleichen. Ein bedenkliches Mißverhältnis, zumal auf jedes im Langzeitbereich der Großkliniken abgebautes Bett mehr als zwei neue Heimplätze entstehen. Es kann auch durchaus das Umgekehrte vorliegen, jedoch scheint es so zu sein, daß überwiegend die Auflösung der großen Langzeitbereiche der früheren Landeskrankenhäuser dazu führt, daß in gleiche vollstationäre Einrichtungen umstrukturiert wird. Ob das allerdings im Sinne der Psychiatriereform oder der dezentralen Psychiatrievorstellungen ist, mag dahingestellt sein. Ich möchte es bezweifeln. Ich bin der Meinug, daß bei diesem Umwandlungsprozeß zwar die Gemeindenähe erreicht wird, aber eine wesentlich bessere Qualität der Versorgung nicht erreicht wird. Denn das Entscheidende ist sowohl bei den Langzeitbereichen der Landeskrankenhäuser wie auch bei den Heimen die Vollversorgung, die zu immer mehr Unselbständigkeit und Inaktivität führt, trotz gelegentlicher therapeutischer Angebote, die dann oftmals noch gegen die Intensionen der Heimbesucher durchgesetzt werden müssen, ohne daß hier Eigeninitiative über Motivation erreicht werden kann. Was wir brauchen ist genau das Umgekehrte, nämlich eine Struktur, die eine größtmögliche Selbständigkeit des Patienten bewahrt, und über Motivation ihn zu immer größerer Selbständigkeit führt. Denn das Ziel ist ja das eigenbestimmte Leben des Patienten, und das setzt eben die eigenständige Versorgung oder weitgehend eigenständige Versorgung und Lebensführung voraus. Zu bedauern ist, daß die Träger der einzelnen Einrichtungen in der Regel Wohlfahrtsverbände – nicht in der Lage oder bereit – sind, über Absprachen ein einigermaßen einheitliches System im Versorgungsbereich zu erreichen. Ein weiterer Mangel des gegenwärtigen Systems der dezentralen Psychiatrie ist, daß diese einzelnen Einrichtungen ein Behandlungskonzept haben, das verhältnismäßig unbeweglich ist, in das der Patient hineinpassen muß. Paßt er nicht in dieses System hinein – und das ist gerade bei psychisch Kranken eher problematisch – dann wird er entlassen, und man versucht, ihn in einer anderen Einrichtung unterzubringen, sofern überhaupt das Prinzip beachtet wird, keine Entlassung ohne Sicherstellung einer weiteren Versorgung, damit die Obdachlosigkeit und ähnliche Dinge vermieden werden können. Das Ergebins ist, daß der Patient häufig von einer Einrichtung zur nächsten wechseln muß, z. T. sind sie auch bewußt nur als Übergangseinrichtung gedacht. Damit wird ein entscheidender Fehler in der psychiatrischen Versorgung begangen, nämlich der Wechsel von Örtlichkeit und Bezugspersonen. Nichts belastet einen psychisch Kranken mehr, als Veränderungen in diesen beiden Beziehungen. Ich bin der Meinung, solche Veränderungen können eine Verbesserung im Sinne des anzustrebenden Zieles der Heilung des Patienten nicht bewirken, im Gegenteil. Wir beobachten immer häufiger, daß dann Psychosen einsetzen, die zu Krankenhausaufenthalten führen. Es kann auch durchaus sein, daß das Krankenhaus die einzige noch mögliche Variante ist, nach der Entlassung für den Pateinten zu sorgen, wenn eine Familie nicht im Hintergrund steht, die dann den Patienten wieder auffangen kann. Dem gegenüber kann nur eine patientenbezogene Versorgung in einem Versorgungsgebiet nach heutigen Erkenntnissen und unseren Vorstellungen als Angehörige ein optimales Ergebnis in der Verbesserung der Situation des einzelnen Patienten erreichen. In einem Versorgungsgebiet von vielleicht 150 000 Einwohnern, die Größe richtet sich sicherlich danach, ob es eine ländliche Struktur ist oder eine Stadt und wie die Verkehrsverbindungen sind, müssen alle Einrichtungen, die für die Versorgung psychisch Kranker erforderlich sind, vom Akutkrankenhaus bzw. einer psychiatrischen Station am Regionalkrankenhaus bis hin zur ambulanten ärztlichen Versorgung zur Verfügung stehen. In erster Linie ist anzustreben, daß der Patient in seiner eigenen kleinen Wohnung seinen Bereich hat, und zwar seinen Lebensbereich und auch den individuellen Rückzugsbereich, der heute auch bei vielen Einrichtungen der dezentralen Psychiatrie noch nicht vorhanden ist. Die Schwierigkeiten in der Versorgung psychisch Kranker liegt ja in den besonderen Eigenarten der einzelnen Persönlichkeiten und des erschwerten Umgangs des Patienten mit anderen Menschen, insbesondere auch mit anderen Kranken, woraus sich die Problematik der Unterbringung in Heimen oder in Wohngemeinschaften ergibt. Es ist ja oftmals so, daß nicht nur deshalb der Patient eine Einrichtung wieder verlassen muß, weil er in das Konzept der Einrichtung nicht paßt, sondern weil das Zusammenleben mehrerer Kranker schwierig ist. Diese Problematik kann dadurch abgeschwächt werden, in dem im Rahmen eines Probewohnens geprüft wird, ob sich der neu Hinzugekommene in die vorhandenen Patientengruppen einordnen kann oder will. In erster Linie muß also berücksichtigt werden, daß der Patient sein nach seinen Grundsätzen vorgesehenes Leben führen kann, wie jeder Erwachsene auch. Ein Prinzip, das bisher viel zu wenig Beachtung gefunden hat. Und dort, wo er lebt, in seiner Wohnung, muß jede erforderliche Hilfe für ihn zur Verfügung stehen, wobei das Ausmaß und die Qualifikation der bereitgestellten Hilfen sich einzig und allein nach den Defiziten, die zwangsweise ausgeglichen werden müssen, richten muß. Besonders schwierig ist in diesem Zusammenhang zu sehen, daß der Hilfebedarf sich sehr schnell ändern kann, sowohl im negativen wie auch im positiven Sinne, und damit eine jederzeitige Anpassung notwendig ist. Um zu einem ausgeglichenen System der angebotenen Hilfen im Versorgungsgebiet zu kommen, bedarf es einer Koordinierung durch ein entsprechendes Gremium. Hier bieten sich die Arbeitskreise Dezentrale Psychiatrie an, und zwar auf der untersten Stufe auf Kreis- oder Stadtebene, aber dann zusammengefaßt auch auf Landesebene. In diesen Gremien müssen selbstverständlich die Nutzer, und das sind die Psychiatrie-Erfahrenen und die Angehörigen, vertreten sein, sowohl auf kommunaler Ebene wie auf Landesebene. Ohne die Beteiligung der Betroffenen, d. h. der Nutzer, ist der Aufbau eines solchen Systems völlig sinnlos. Es muß bei allen Maßnahmen – auch in der Psychiatrie – immer danach gehen, welche Nachfrage von den Nutzern gefordert wird. Ich kann nicht sagen, daß mich das überhaupt nicht interessiert und mein Angebot, d. h. mein Produkt, so abgenommen werden muß, wie ich mir das vorstelle. Ein Erzeuger anderer Produkte, der derart am Bedarf und an der

Nachfrage vorbeiproduziert, wäre binnen kürzester Zeit pleite. Daß dieses in der Psychiatrie bisher noch möglich war, über Jahrzehnte hinaus am Bedarf, an den Nutzern vorbeizuproduzieren und Leistungen zu erbringen, ist die besondere Eigenart, mit der aber Schluß sein muß. Ich verkenne nicht, daß dabei enorme Schwierigkeiten überwunden werden müssen. Nach wie vor gilt noch das Prinzip, daß der Produzent der Leistungen alleine in der Materie Bescheid wissen und beurteilen könne, was der Kunde, sprich der Nutzer, brauche. Über die Widerstände beim Nutzer in diesem System brauche ich nichts Näheres zu sagen. Es ergibt sich automatisch aus den Widerständen der Patienten, Leistungen gleich welcher Art in Anspruch zu nehmen. Bei einer patientenorientierten Versorgung, die die subjektiven Belange berücksichtigt, werden sich diese Widerstände jedoch verringern.

Im Gegensatz zur somatischen Medizin sind die subjektiven Kriterien außerordentlich wichtig und müssen berücksichtigt werden.

Die Kostenfrage dieses patientenorientierten Systems darf selbstverständlich nicht außer acht gelassen werden. Ich bin aber der Meinung, wenn nicht am Patienten vorbei Leistungen erbracht werden, die er oftmals überhaupt nicht braucht, sondern lediglich die vorhandenen Defizite auszugleichen sind, kann das nicht wesentlich teurer werden als das bisherige System, im Gegenteil, ich möchte vermuten, daß die Kosten geringer sein werden, weil erfahrungsgemäß die psychisch Kranken weniger Leistungen in Anspruch nehmen möchten, als sie derzeitig angeboten werden. Es bleibt allerdings die Frage offen, ob nicht ein Teil der Kosten dadurch entsteht, daß eine – ich möchte mal sagen – geringe Aufsicht und Kontrolle auch derjenigen bewirkt werden muß, die zur Zeit keine Leistungen in Anspruch nehmen, weil sie meinen, dieser nicht zu bedürfen. In welcher Form, ob durch Besuche, Kaffeklatsch oder dergleichen das bewerkstelligt wird, muß im Einzelfall dann gesehen werden.

Die nächste Frage ist dann die, wie kann nun die Qualitätssicherung erfolgen? Wie ich ja schon ausführte, ist eine Qualität nur zu erreichen, wenn ständig eine Qualitätskontrolle im Sinne der anfangs aufgeführten 3 Stadien der Entwicklung stattfindet. Hier ist auf eine vertrauensvolle Zusammenarbeit der Einzelnen wert zu legen. Sie kann – meines Erachtens – über den Patientenfürsprecher, der in der Kommune amtliche angesiedelt wird, erreicht werden. Hier ist die Anlaufstelle für alle Beteiligten Profis, Patienten und Angehörige, die Vorschläge zu machen haben oder die Fakten vorzutragen haben, aus denen sich möglicherweise ergeben könnte, daß Fehler auftreten. Ich möchte ganz bewußt hier nicht von Beschwerdestellen sprechen, denn Beschwerdestellen sind einseitige Institutionen, bei denen sich der Patient oder Angehörige über irgendwelche Fehler beklagt. Es ist dann schon vom Begriff her eine Belastung des Verfahrens der Aufklärung gegeben, während der Patientenfürsprecher vom Begriff her sich mehr neutraler für die Belange der Betroffenen einsetzen und auf einen Ausgleich hinwirken kann. Ob neben dem Patientenfürsprecher noch eine Besuchskommission zu installieren ist, mag vorerst dahingestellt sein, wahrscheinlich wird man auf eine solche Institution auf kommunaler Basis nicht verzichten können. Die Besuchskommission hat nicht nur die Aufgabe, Mängel festzustellen, sich um Beschwerden zu kümmern und Anregungen zu geben, sondern ist auch als eine Öffnung aller Institutionen der Psychiatrie zu verstehen. Die bisherigen Erfahrungen mit Besuchskommissionen haben gezeigt, daß sie eine sehr gute Möglichkeit haben, verantwortliche Gremien der Verwaltung und Politik über die Lage der Psychiatrie zu informieren. Ohne diese Information ist die Durchsetzung von Verbesserungen nicht zu erreichen. Aber auch in diesen müssen vorrangig die Nutzer der Einrichtung, nämlich die Patienten, die Angehörigen vertreten sein. Und ich meine, auch in diese Gremien gehört der Patientenfürsprecher dazu, der aus seinen Erfahrungen des Ausgleichs der einzelnen Interessen heraus wesentliche Anregungen mit einbringen kann.

Eine wichtige Maßnahme der Qualitätssicherung ist die Qualitätskontrolle. Hier ist zwischen einer internen und einer externen Qualitätskontrolle zu unterscheiden. Es muß in jeder Einrichtung ein Qualitätsbeauftragter bestellt werden, der unmittelbar dem Träger verantwortlich ist. Anhand eines Fragenkataloges hat er in den 3 Stadien das Verfahren zu prüfen, ob und in welchem Umfange die geforderten Kriterien erfüllt sind. Und darüber ist dem Träger schriftlich zu berichten (Vergleiche z. B. mit einer Innenrevision sind angezeigt). Die externe Qualitätskontrolle sollte durch eine Prüfgruppe durchgeführt werden, die nach dem gleichen Muster zu verfahren hat und unmittelbar dem Kreistag oder entsprechenden kommunalen Selbstverwaltungskörperschaft untersteht und dieser gegenüber verantwortlich ist (Vergleiche mit entsprechenden Prüfinstanzen sind denkbar). Sie kann sich auf die Berichte des internen Prüfbeauftragten stützen und hat ebenfalls eine Berichtspflicht. Diese Prüfgruppen sind entweder auf Landesbasis in Arbeitsgemeinschaften zusammengefaßt oder sind ohnehin nicht auf kommunaler sondern Länderebene organisiert und dem Landtag unterstellt und verantwortlich. Dadurch, daß diese externen Prüforgane verschiedene Institutionen prüfen, erhalten sie einen enormen allgemeinen Überblick und damit auch die Möglichkeit, umfangreich beratend in den zu prüfenden Institutionen zu wirken. Bei diesen externen Prüfungen können Angehörige und Patientenvertreter nicht beteiligt sein, jedoch sollten sie Gelegenheit haben, an den Sitzungen z. B. des Psychiatriebeirates beim Sozialminister, in dem die Prüfungsergebnisse vorgetragen werden, teilzunehmen, und auch das Recht haben, in die Prüfunterlagen Einsicht zu nehmen (z. B. ist eine Qualitätskonferenz auf Kreisebene denkbar). Diese interne und externe Qualitätskontrolle kostet zusätzlich Geld. Während die interne Qualitätskontrolle als Kostenfaktor der Einrichtung anzusehen ist, müssen die Kosten der externen Qualitätskontrolle aus den kommunalen oder Landeshaushalten getragen werden. Sie sind Kosten der allgemeinen Daseinsfürsorge für die Bürger, für die die Kommunen und Länder verantwortlich sind. Man darf dabei nicht vergessen, daß die psychiatrische Versorgung große Beträge erfordert, und es ist nicht einzusehen, weshalb dieser Aufwand nicht durch ein engmaschiges Kontrollnetz geprüft und untersucht werden soll. Während wir im allgemeinen – selbstverständlich im Interesse der Patienten und Angehörigen – die Qualität der Arbeit im Auge haben, muß aber auch an den Kostenfaktor gedacht werden.

Würde eine Qualitätssicherung und -kontrolle in diesem Sinne durchgeführt werden, würde sicherlich ein großer Schritt vorwärts in Richtung auf die qualitativ bessere Versorgung psychisch Kranker getan werden. Aber das ist nicht alles. Es werden sich sicherlich immer wieder Probleme auftun, die durch diese Organe zwar aufgezeigt aber nicht gelöst werden können. Einzelne Fragen werden dann einer intensiven wissenschaftlichen Aufarbeitung bedürfen. Ich denke dabei an ein bedrückendes Phänomen: Die Akutbetten werden zwar abgebaut, die Einweisungsquoten jedoch steigen beängstigend schnell. Dieses könnte – das ist meine Meinung – eine Folge der dezentralen Psychiatrie sein. Die Ursachen (Drehtüreffekt?) müssen dringend erforscht werden, damit auf die Ursachen eingewirkt werden kann.

Diskussion zu Vortrag 7

von Herrn E. Maß

Dr. H. Heilemann

Sie haben auf einige ganz wichtige Punkte hingewiesen: Wenn es um Qualitätsverbesserung und Qualitätssicherung geht, dann darf man nicht nur eine Leistungserwartung an das Krankenhaus stellen. Das Krankenhaus kann nicht alles leisten. Es kann erhebliche Defizite, wie sie in den neuen Bundesländern vermutlich noch viel stärker bestehen, nicht völlig ausgleichen. Es besteht auch eine Bringschuld des psychosozialen und des gesundheitspolitischen Umfeldes, die auch wesentlich dazu gehört, damit die Krankenhäuser ihre Qualität verbessern und sichern können.

E. Maß

Die Frage ist, an wen sich diese Bringschuld richtet. Ich glaube, nicht an uns Angehörige. Wir versuchen, so gut es in unseren Kräften steht, die Verantwortlichen auf die Mängel hinzuweisen. Ohne Zweifel haben wir auch schon einiges erreicht. Nur ist es sehr schwer, Psychiatrie einem Nichtbetroffenen klarzumachen, und dazu gehören auch die Politiker und Juristen in den Ministerien. Natürlich gibt es den Psychiatriereferenten, der ist vom Fach und versteht die Problematik. Aber in den höheren Etagen sitzen in aller Regel Juristen, und die sollen diese Inhalte an die Politiker, an die Entscheidungsgremien, weitervermitteln. Da liegt unser Problem. Was wir bei der jetzigen Sparpolitik in Zukunft noch erreichen können, weiß ich nicht. Mein Landesverband Schleswig-Holstein bekommt jedenfalls keinen Pfennig Unterstützung.

Prof. Dr. W. Gaebel

Was Sie uns dankenswerterweise vorgestellt haben, ist natürlich ein Maximalprogramm. Sie haben ein doch sehr ausgeklügeltes Regelwerk vor Augen, das uns einerseits natürlich in unserem Tun kontrolliert, bei dem man sich zum anderen aber auch wünschte, daß man manchmal Ihre Unterstützung hätte. Ich denke beispielsweise an die baulichen bzw. strukturellen Verhältnisse. Hier wären wir gemeinsam vermutlich stärker. Das gleiche gilt im übrigen auch für die Öffentlichkeitsarbeit. Ich würde mir wünschen, daß wir mehr gemeinsam tun könnten in der Aufklärung, in der Wirkung nach außen, als es bisher der Fall ist.

Sie plädieren dafür, daß der Qualitätsbeauftragte, den Sie fordern, dem Träger unterstellt sein sollte. Ich halte das nicht für günstig, wenn ich mir vorstelle, was für ein Riesenapparat mein Träger ist. Ich halte es für wenig praktikabel, wenn er immer über diese kortikale Schleife des Trägers wieder zu uns zurückwirken sollte. Ich weiß nicht, ob es ein Aspekt der Neutralität oder der Kontrolle ist, den Sie dabei im Auge haben.

E. Maß

Der Qualitätsbeauftragte sollte unserer Meinung nach jemand sein, der nicht so sehr eingebunden ist in die tägliche Arbeit, der neutral ist, etwa wie eine Innenrevision. Deshalb unmittelbar unterstellt dem höchsten Gremium, damit auch gewährleistet ist, daß er alles zur Diskussion bringen kann, was er findet. Es soll natürlich keine Kontrollinstitution sein, die gegen die Kollegen arbeitet, sondern helfen, Mängel aufzudecken.

Das soll sich im übrigen nicht auf die Krankenhäuser beschränken, sondern sich auf alle Institutionen der Psychiatrie erstrecken, also beispielsweise auch auf Heime. Es muß möglichst schnell etwas geschehen, damit sich diese Einrichtungen für eine externe Prüforganisation öffnen, an der Psychiatrieerfahrene und auch Angehörige beteiligt sind. Mißstände lassen sich am wirkungsvollsten von außen ändern, nicht innerhalb einer hierarchischen Struktur.

Prof. Dr. M. Berger

Man muß aber auch anerkennen, daß ein wesentlicher Mangel, durch den sich die von Ihnen kritisierte Verwahrpsychiatrie begründet, durch die Psychiatriepersonalverordnung ausgeräumt wurde: Sie hat in vielen Kliniken die personelle Voraussetzung geschaffen, um eine moderne differenzierte Psychiatrie und Psychotherapie zu betreiben. Dieser Aspekt sollte also heute keine entscheidende Bedeutung haben.

E. Maß

Soweit es die Akutversorgung betrifft, stimme ich Ihnen zu, das habe ich ausdrücklich betont. Unsere Kritik bezieht sich nicht auf die Akutstation, sondern auf den Langzeit- und Heimbereich. Dort müssen genau dieselben Normen erstellt werden, wie es im Akutbereich durch die Psychiatriepersonalverordnung geschehen ist. Und zwar möglichst schnell, denn die Akutbetten werden bekanntlich weniger, während der komplementäre Bereich zunimmt.

Prof. Dr. W. Gaebel

Noch einmal zum Stichwort Prüfkommission: Es gibt einen Leitfaden für Begeher, den Herr von Cranach entwickelt hat. Nicht für Angehörige, aber natürlich auch von Ihnen nutzbar. Die WHO hat nicht nur für stationäre Bereiche, sondern auch für andere Settings solche Checklisten entwickelt, die sicherlich ganz hilfreich sind, wenn man die Qualität solcher Institutionen beurteilen will.

Noch eine Anmerkung zur Einbeziehung des Patientenurteils in die Qualitätsbeurteilung: Man sieht bei solchen Untersuchungen häufig, daß die Urteile sehr gut ausfallen. Insbesondere depressive Patienten tendieren möglicherweise dazu, auch schlechte Zustände gut zu beurteilen. Daher meine Frage: Halten Sie die Befragung von Patienten, Betroffenen, Angehörigen, bei der Beurteilung der Qualität dessen, was wir tun, grundsätzlich für einen richtigen Weg? Oder gibt sie vielleicht doch nur ein Zerrbild und wenig aussagefähige Stereotype wieder?

E. Maß

Ich halte die Patientenbefragung für notwendig. Die Psychiatrie bietet Dienstleistungen an, und sie muß mit ihren Nutznießern, den Patienten, sprechen. Sie kann über ihre Vorstellungen nicht einfach hinweggehen. Sie müssen befragt werden über das, was sie erlebt haben. Der Patient sieht manches anders, und er kann sicher oft auch Vorschläge machen, wie man ihn besser motivieren kann, notwendige und bittere Dinge zu akzeptieren. Natürlich muß man nicht alles akzeptieren, was die Patienten sagen, aber man muß es hören und analysieren.

Man muß also auf die Patienten und ihre Angehörigen zugehen. Daran fehlt es. Ich kenne kaum Institutionen in der Psychiatrie, wo man auf die Angehörigen wirklich zugeht. Die Folge ist nicht selten, daß die Angehörigen gegen die Institutionen eingestellt sind, weil sie gar nicht wissen, warum dies und jenes so ist oder sein muß. Man muß es ihnen klarmachen. Angehörige sind Ko-Therapeuten, insbesondere natürlich in der Zeit nach der Entlassung. Sie sind es, die dann den entscheidenden Einfluß auf den Patienten ausüben.

8 Qualitätssicherung in der ambulanten Versorgung und die finanziellen Rahmenbedingungen

ADELHEID BARTH-STOPIK

Im internationalen Vergleich galt das deutsche Gesundheitswesen auch in bezug auf sein Preis-Leistungs-Verhältnis als optimal. Angesichts neuer Anforderungen auf dem Gebiet der Strukturqualitätssicherung begann jedoch schon vor einigen Jahren die Überleitung von der weitgehend freiwilligen und selbstfinanzierten Teilnahme an Fortbildungsmaßnahmen hin zur gesetzlich festgelegten Qualitätssicherung im ambulanten Bereich. Die heute geforderten Maßnahmen werden überwiegend von den kassenärztlichen Vereinigungen, aber auch von den Berufsverbänden und den Fachverbänden umgesetzt. Hierdurch ergibt sich eine doppelte Belastung der Ärzteschaft: indirekt durch die Verwaltungsumlage der KV und direkt durch den eigenen Zeitaufwand. Amerikanische Erfahrungen und Auswertungen von Pilotprojekten in Deutschland lassen inzwischen erkennen, daß Qualitätssicherungsmaßnahmen wie Qualitätszirkel aus Kostengründen nur schwerpunktmäßig realisiert werden können. Angesichts sinkender Erträge müsse zudem der von den Ärzten zu erbringende Mehraufwand unbedingt von den Kassen erstattet werden. Trotz aller Bedenken gegen zusätzliche Belastungen sei jedoch ein Engagement der betroffenen Ärzte auf dem Gebiet der Qualitätssicherung erforderlich, um die eigenen Interessen durchsetzen zu können.

Wie in anderen Staaten der Welt, so zum Beispiel in den USA, waren auch in der Bundesrepublik Kostensenkungsgesichtspunkte Ausgangspunkt für die staatlich verordnete Qualitätssicherung. Wenn man sich vergegenwärtigt, daß der Gesetzgeber aufgrund der schwieriger werdenden allgemeinen Wirtschaftslage in unserem Lande den Kostenrahmen für die ambulante Medizin so eng bemißt, daß ein Rückgang des Leistungs- und Qualitätsangebotes als Folge zu befürchten ist und dann, um dem entgegenzuwirken, Qualitätssicherungsmaßnahmen gesetzlich festlegt, so wundert es nicht, daß von den niedergelassenen Ärzten Qualitätssicherungsmaßnahmen nicht als Herausforderung oder Anreiz, sondern als zusätzliche, den Arbeitsalltag erschwerende Anforderung erlebt werden.

Im internationalen Vergleich mit den angloamerikanischen aber auch mit den skandinavischen Ländern galt das deutsche Gesundheitswesen auch in Bezug auf sein Preis-Leistungs-Verhältnis als optimal. Bei aufkommenden finanziellen Schwierigkeiten die Qualität der erbrachten Leistungen zu hinterfragen, ist nicht fair. Akzeptieren müssen wir aber in dieser wirtschaftlichen Situation, daß genauer hingeschaut wird, welche Leistung für welchen Preis erbracht wird. Es fehlt

Bayer-Tropon-Symposium, Bd. XI
Qualitätssicherung in der Psychiatrie
Hrsg. M. Berger u. W. Gaebel

jedoch an Analysen und Daten, auf deren Basis die Behauptung, es gäbe überall im Gesundheitswesen Einsparpotentiale, wirklich fundiert aufgezeigt werden könnte. Solange es nicht einmal möglich ist, die Menge der verordneten Arzneimittel korrekt zu erfassen, ist jede Kritik an der Art oder der Menge der erbrachten Leistungen eine pure Behauptung oder gar Unterstellung.

Die ausreichende Qualität einer medizinischen Leistung wurde bisher angenommen, wenn der diese Leistung erbringende Arzt eine vorgeschriebene Ausbildung abgeschlossen hatte und, wie angenommen wurde, sich freiwillig fortbildete. Für diese Fortbildungen wendet der Arzt Zeit und eigene Geldmittel auf. Logistik und Organisation wurde von Fachgesellschaften, Berufsverbänden. Ärztekammern und der Pharmaindustrie zur Verfügung gestellt. Fortbildung von Seiten der kassenärztlichen Vereinigungen, also die vollständige indirekte und direkte Finanzierung von Fortbildungsveranstaltungen durch die niedergelassenen Ärzte,war die Ausnahme. So sah es aus, als quasi unlimitierte finanzielle Mittel in der ambulanten Medizin zur Verfügung standen. Im Laufe der 80er Jahre bis hin zum heutigen Tag wurden und werden die finanziellen Ressourcen aber immer kleiner. Diese Entwicklung ist auch noch keineswegs beendet. Immer weniger Geld für immer mehr in der ambulanten Medizin tätige Ärzte und ärztliches Hilfspersonal bei immer mehr Kranken, die mit immer aufwendigeren und teureren innovativen Behandlungsmethoden und Medikamenten behandelt werden müssen, führen zu einem immer erbitterter geführten Verteilungskampf. Und genau hier werden gesetzlich Qualitätssicherungsmaßnahmen festgeschrieben.

Im Sinne der Strukturqualitätssicherung tobt der Kampf im Bereich der Weiterbildungsordnung für Ärzte, die heutzutage praktisch präjudiziert, in welchem vertragsärztlichen Bereich später der so ausgebildete Arzt tätig sein und sein Geld verdienen darf. Für bereits niedergelassene Ärzte bedeutet das häufig längerfristige, zeitaufwendige und teure Fortbildungen, wie z. B. in der psychosomatischen Grundversorgung, bei sonographischen Leistungen, der Schmerztherapie und ähnlichem. Es geht dabei nicht nur darum, daß einmal Gelerntes vertieft und auf den neusten Stand gebracht wird, es geht hier vielmehr um das Erlernen immer neuer Fertigkeiten, was in anderen Berufszweigen durchaus in ähnlicher Form vorzufinden ist. Im Bereich der ambulanten Medizin hat es aber ganz wesentliche Honorarverteilungseffekte. Die Einführung von Qualitätssicherungsmaßnahmen ersetzt aber die Fortbildung nicht, sie stellt in jedem Fall eine zusätzliche Belastung dar und einen zusätzlichen Kostenfaktor.

Die Überleitung von der weitgehend freiwilligen Fortbildung hin zur gesetzlich festgelegten Qualitätssicherung waren beginnende Qualitätssicherungsmaßnahmen im ambulanten Bereich in Form von Richtlinien, die Struktur- und Prozeßqualität in der Versorgung sichern sollten. Sie legten im wesentlichen die Bedingungen der fachlichen Voraussetzungen, d. h. Weiterbildung, Fortbildung und Erfahrung, und die apperative Ausstattung für die Erbringung ärztlicher Sachleistungen fest. Waren diese einmal erfüllt, so war jeder Arzt im allgemeinen zur Erbringung und Abrechnung der Sachleistungen berechtigt. Beispiele für solche die Fachkunde der Leistungserbringer und die Ausstattung der Praxis regelnden Richtlinien sind die Radiologie, Nuklearmedizin, Kernspintomographie, Ultraschalldiagnostik, Laboruntersuchungen, Langzeit-EKG und die zytologische Untersuchung im Rahmen des Krebsfrüherkennungsprogrammes bei Frauen. Fortlaufende Kontrollen durch externe Ringversuche oder Stichproben erfolgten bei den Labor-, Radiologie-, Ultraschall- und Kernspintomographieleistungen. Für die Durchführung sind laut ihren Satzungen die einzelnen kassenärztlichen Vereinigungen nicht aber die kassenärztliche Bundesvereinigung zuständig; wobei „zuständig" bedeutet, daß die einzelnen KVen sie auch finanzieren. Die KVen haben aber nur das Geld zur Verfügung, das sie über die Verwaltungsumlage direkt von den Honoraren ihrer Mitglieder, der niedergelassenen Ärzte, einbehalten. Also wurde bisher diese Form der Qualitätssicherung von den niedergelassenen Ärzten selbst bezahlt.

Es gab eine Ausnahme bei der Qualitätssicherung, die bereits vor 1989, nämlich 1968, eingeführt und von den Krankenkassen bezahlt wurde, nämlich die Psychotherapieleistungen, die über Gutachterverfahren der Qualitäts- und Plausibilitätsprüfung unterlagen. Das dafür notwendige Gutachterverfahren ging zu Lasten der Krankenkassen, wobei jedoch die schlechte Honorierung der Psychotherapieleistungen an sich nicht zu vergessen ist. Darauf komme ich unten noch einmal zurück.

Die jetzt durch die gesetzliche Festlegung in Gang gekommenen Qualitätssicherungsaktivitäten im ambulaten Bereich werden überwiegend wiederum von kassenärztlichen Vereinigungen, aber auch von Berufsverbänden und Fachverbänden in Gang gesetzt, inhaltlich ausgefüllt und auch finanziert mit teilweiser Unterstützung der Pharmaindustrie. Das heißt, daß die ambulant tätigen Ärzte bei zunehmender Arbeitsbelastung, deutlich abnehmendem Honorar (von Dezember 1994 zu Januar 1995 wurde die gleiche Leistung 15% schlechter honoriert) jetzt auch noch die Kosten für eine zusätzliche Qualitätssicherung bezahlen, einmal indirekt, d. h. über die Verwaltungsumlage bei den kassenärztlichen Vereinigungen und zum anderen durch die Aufwendung von Zeit, die sie zusätzlich zu Ihren üblichen Fortbildungsaktivitäten aufbringen müssen.

Gerlach u. Bahrs (1994) haben in ihrem Buch über hausärztliche Qualitätszirkel aufgezeigt, in wieweit Hausärzte zur Finanzierung dieser Form von Qualitätssicherung bereit sind. Das erste interessante Ergebnis besagt, daß Ärzte, die bereits an einem solchen Qualitätszirkel teilgenommen haben, eher bereit sind, 100% der Kosten für einen Qualitätszirkel selbst zu tragen als diejenigen, die noch keinen Qualitätszirkel absolviert haben, 32% der Ärzte sind überhaupt nicht bereit, Kosten zu übernehmen, 17% würden 100% übernehmen, 4,3% bis zu 75%, 22,5% bis zu 50%, 23,2% bis zu 25%.

Ich möchte Ihnen von 2 Beispielen aus der Praxis berichten, Das eine Beispiel soll die Kosten verdeutlichen, die die Qualitätssicherung induziert, das andere den möglichen und bereits schon angestrebten Übergriff auf unsere Autonomie.

1. In Berlin wurde in Zusammenarbeit mit der AOK ein Pilotprojekt durchgeführt mit 6 Qualitätszirkeln, davon 2 für Medikation in der Kinderarztpraxis, 2 für Diabetesbehandlung und 2 für Hypertoniebehandlung. Die Voraussetzungen waren a) die Erstellung bzw. der Einkauf eines Konzeptes für diese Qualitätszirkel, die hier als „peer-group" zu verstehen sind, einschließlich der Erstellung und Bereitstellung von Fragebögen, eine Software zur Evaluation

dieser Fragebögen und die Erstellung eines Abschlußberichtes und b) die Schulung der Moderatoren. Die Qualitätszirkel haben jetzt jeweils 8mal getagt, beim 1. und nach dem 8. Mal wurden die Fragebögen ausgefüllt, in der Zwischenzeit werden sie jetzt evaluiert und in 2 weiteren Qualitätszirkelsitzungen mit den Teilnehmern besprochen und dann veröffentlicht.

Die Qualitätszirkel wurden von 2 Moderatoren geleitet; einem Moderator und einem Komoderator. Der Moderator ist ein niedergelassener Arzt und der Komoderator ein Arzt im Praktikum. Der Komoderator führt Protokoll und ist mit einem Mitarbeiter aus der Abteilung Qualitätssicherung der KV-Berlin an der Evaluation und dem Abschlußbericht beteiligt. Eine Besonderheit dieser Qualitätszirkel war, daß neben der Erarbeitung und Überprüfung von Kriterien auch eine genaue Auswertung der medikamentösen Verordnung stattfand, und zwar über Datenerfassungsmöglichkeiten der AOK.

Dieses Modell ist eine gemeinsame Initiative von KV-Berlin und AOK-Berlin, d. h. beide Institutionen haben sich die Kosten geteilt. Das ist eine Ausnahme und nicht die Regel. Üblicherweise liegt die Kostenlast der gesamten Maßnahme auf der Ärzteseite.

Was kostet solch ein Qualitätszirkel? Zunächst wurden ein Konzept und ein Evaluationsmodell einschließlich Auswertungssoftware für 50.000,- DM eingekauft. Außerdem mußte die Moderatorschulung (10.000,- DM) für die 6 Moderatoren und Komoderatoren bezahlt werden, dann kamen Durchführungskosten von jeweils 10.000,- DM pro Zirkel hinzu und verteuert wurde dieses ganze Modell durch die zusätzliche Erfassung der verordneten Arzneimittel durch die AOK, so daß diese 6 Qualitätszirkel Kosten von mindestens ca. 120.000,- DM erforderlich gemacht haben.

Hinzukommen die nicht bezahlten Kosten, die ein Qualitätszirkel mit sich bringt, nämlich die von den einzelnen Ärzten aufgewendete Zeit: einmal für den Qualitätszirkel an sich und dann für das Ausfüllung der Checklisten. Hier kann man von 35h (20h Teilnahme, 15h Fragebögen) pro Arzt bei 60 Ärzten von einem Zeitaufwand von 2100 Arztstunden ausgehen. Nehmen wir das viel zitierte Oberarztgehalt von 90,- DM an, dann kommen wir auf überhaupt nicht einkalkulierte Kosten von nochmals 189.000,- DM, so daß diese 6 Qualitätszirkel ca. 300.000,- DM gekostet haben. Drei Fünftel der Kosten haben die teilnehmenden Kollegen indirekt selbst aufgebracht, in diesem Falle hat 1/5 die AOK und 1/5 die KV-Berlin aufgebracht. Wenn Sie sich jetzt vorstellen, daß 50% der niedergelassenen Ärzte Berlins, also 3.000 Kollegen, an Qualitätszirkeln teilnehmen, und zwar regelmäßig zu immer wieder neuen Themen, d. h. mit immer wieder neuen Konzepten, die erarbeitet werden müssen und deren Erarbeitung viel Geld kostet, so kämen wir auf 50mal so hohe Kosten nur für die KV-Berlin und nur für die Hälfte der Kollegen. In Zahlen ausgedrückt: Das wären 15 Mio. DM pro Jahr.

In Amerika hat man bereits die Erfahrung gemacht, daß die Kosten für die Qualitätssicherungsprogramme unkontrollierbar anzuwachsen drohten und man hat sich dann auf bestimmte Kostenverursacher, so z. B. die Einweisung in Krankenhäuser, die Verordnung teurer Medikamente usw., beschränkt. In den

USA werden diese Qualitätssicherungen meist von Institutionen, also externen Beobachtern durchgeführt.

Wenn man diesen kurzen Abriß des Berliner Modells und die Finanzierung und die Kosten sieht, kann man sich natürlich fragen, geht es nicht preiswerter, ist die KV großzügig in ihren Honoraren, können Konzepte nicht preiswerter erstellt werden? Diese Fragen würde ich zunächst alle mit einem klaren *nein* beantworten, denn wenn die teure Arbeitskraft von niedergelassenen Ärzten oder von Wissenschaftlern in die Konzeptgestaltung einfließt, kann kein Konzept billig entstehen, es sei denn, es wird von Idealisten erstellt, von selbstlosen Wissenschaftlern, die nur den Ruhm sich wünschen und die Publikation, aber kein Geld dafür fordern oder durch die pharmazeutische Industrie unterstützt werden. Ganz deutlich wird auch, daß diese Konzepte nicht zufällig und breitgestreut durchgeführt werden können, sondern daß sehr genau wie in Amerika Schwerpunkte gesetzt werden müssen. Trotzdem bleibt die Frage: Muß die Qualitätssicherung von den niedergelassenen Ärzten selbst finanziert werden? Sollen die Kollegen, die aufgrund der eingeschränkten Finanzierung der ambulanten Medizin deutliche Honorarverluste haben, ihre Kraft und ihre Zeit in zusätzliche qualitätssichernde Maßnahmen einbringen ohne dafür zusätzliches Honorar zu bekommen?

Hier das 2. Beispiel für Qualitätssicherung, das deshalb besonders interessant ist, weil es aus dem Bereich der Krankenkassen kommt, weil sich die Krankenkassen darauf bereits geeinigt haben, und das die sprechende Medizin betrifft. Vor einigen Tagen flatterte mir ein Fax mit folgendem Inhalt in meine Behandlungsstube:

Die Bundesverbände der AOK, BKK, IKK, Landwirtschaftlichen Kassen, Bundesknappschaft, Angestellten-Krankenkassen und Arbeiter-Ersatzkassen haben für die im Bundesausschuß der Ärzte und Krankenkassen (Arbeitsausschuß Psychotherapie) begonnene Überarbeitung der Psychotherapie-Richtlinien Eckpunkte veröffentlicht, die hier verkürzt dargestellt werden:

1. Schneller und sicherer Zugang der Versicherten zu einer im Einzelfall notwendigen Psychotherapie: Durch enge Kooperation der beteiligten Ärzte und psychologischen Psychotherapeuten soll ein schneller und sicherer Zugang zu einer ambulanten Psychotherapie gewährleistet sein. Voraussetzung ist, daß entsprechend qualifizierte Ärzte vor Beginn einer Psychotherapie durch einen psychologischen Psychotherapeuten mögliche somatische, psychosomatische und psychiatrische Krankheitsursachen abklären, damit anschließend nach einer differentiellen Indikationsstellung eine adäquate Psychotherapie begonnen werden kann.
2. Modifikation des Gutachterverfahrens: Es müssen Maßnahmen getroffen werden, daß der berichtete „Einsatz von Textbausteinen", der den individuellen Belangen des einzelnen Patienten nicht gerecht werden kann, verhindert wird. Grundsätzlich ist jede Therapie gutachterpflichtig. Es entfällt die Trennung in Kurz- und Langzeittherapie. Von der Pflicht zur Begutachtung bei einem Erstantrag sind Psychotherapeuten nach 5jähriger Vollzeittätigkeit als ambulante Vollzeittherapeuten oder nach 150 im Rahmen des Gutachterver-

fahrens erfolgreich abgeschlossenen Therapien befreit. Anträge zur Verlängerung einer Therapie sind immer gutachterpflichtig.
3. Dokumentation für die interne und externe Qualitätssicherung Erstellung eines Behandlungsplanes für die Strukturierung der eigenen Tätigkeit sowie für den Gutachter beziehungsweise eine persönliche Begutachtung. Dokumentation des Inhalts und der Zielerreichung für jede Therapieeinheit. Zwischenbericht nach der Hälfte des Stundenkontigents für die Strukturierung des weiteren Vorgehens und ggf. für den Gutachter und eine persönliche Begutachtung. Abschlußbericht für den Gutachter bei Fortsetzung einer Therapie und für eine persönliche Begutachtung. Mitteilung an die Krankenkasse über Anfang und Ende der Behandlung.
4. Persönliche Begutachtung zur Sicherung der Qualität: Gutachter und/oder Medizinischer Dienst oder Krankenkassen erhalten die Möglichkeit, in ausgewählten Fällen auf Anforderung einer Krankenkasse und im Rahmen einer Stichprobe die Dokumentationsunterlagen des Psychotherapeuten anzufordern. Bei Verlängerungsanträgen kann im begründeten Einzelfall ebenfalls eine persönliche Begutachtung erfolgen.
5. Wirtschaftlichkeit der Psychotherapie: Ärztliche und psychologische Psychotherapeuten werden in Wirtschaftlichkeitsprüfungen einbezogen.

Stellen wir uns zunächst die zum Thema gehörende Frage der Finanzierung. Bereits die Dokumentation des Inhaltes bedarf einer außerhalb der Therapiestunde stattfindenden Dokumentation, d. h. eines Zeitaufwandes, der in den Berechnungen des Honorars auch heute noch nicht enthalten ist. Kommt jetzt die zusätzliche Dokumentation der Zielerreichung für jede Therapieeinheit, sprich Therapiestunde oder Therapieviertelstunde oder Therapiedoppelstunde, hinzu, muß extra Zeit aufgewendet werden. Wenn die Dokumentation noch derart sein soll, daß es zu einer „persönlichen Begutachtung" kommen sollte, müssen diese Aufzeichnungen maschinell geschrieben sein und nicht in der jetzt noch üblichen handschriftlichen Form, was nicht nur Zeit, sondern auch noch den Lohn für die Sekretärin kostet, und es benötigt einen erheblichen Mehraufwand an Arbeit seitens des Therapeuten. Werden die Krankenkassen bereit sein, das zu bezahlen? Oder soll es nur die Erbringung von Leistungen so unattraktiv und quälend machen, daß Psychotherapeuten nur noch Privatpatienten und Selbstzahler behandeln? Hier muß ganz klar die Forderung gestellt werden: *Leistung gegen Bezahlung*. Qualitätssicherung kann nur mit Hilfe der Finanzierung durch die Leistungseinkäufer, also die Versicherungen, dauerhaft finanziert werden.

Wenn ich jetzt kurz das Thema verlasse, so um hier ein Bewußtsein zu schaffen für die Ungeheuerlichkeit dieser Vorstellungen der Krankenkassen, nämlich die direkte Einsichtnahme in die Arztunterlagen in einem so hoch sensiblen Bereich wie den persönlichen Äußerungen eines Menschen, eines kranken Menschen. Was soll man denn als Arzt dann noch dokumentieren? Und aufgepaßt: Es handelt sich hier um eine Gesprächsleistung; ähnlich wie ein psychiatrisches Gespräch oder auch ein hausärztliches. Da dieses Papier noch Verhandlungssache ist, hoffe ich, daß es bald wieder vom Tisch ist.

Wenn ich mich bei all der Skepsis, die in meinem heutigen Beitrag in Bezug auf die Umsetzung von Qualitätssicherung und Finanzierung von Qualitätssicherung deutlich geworden ist, trotzdem für Qualitätssicherung einsetze, dann deshalb, weil ich der Meinung bin, und es von Anfang an dringend geboten schien, dieses hoch sensible Thema nicht aus der Hand zu geben. Was wir nicht bestimmen, bestimmt jemand anderer. Deshalb bin ich ganz speziell Herrn Professor Berger dankbar, daß er das Thema der ambulanten Qualitätssicherung in der Psychiatrie aufgenommen hat, mit ungeheuerem Einsatz seiner eigenen Person und seiner Mitarbeiter daran arbeitet, ehrenamtlich, so daß wir in der ambulanten Psychiatrie eigene Modelle haben, die wir möglichen anderen, wie im gezeigten Beispiel, entgegensetzen können. Im Gesetz steht, daß Qualitätssicherungsmaßnahmen durchgeführt werden müssen, aber es steht nicht darin, welche Maßnahmen es sein sollen und wer diese bestimmt. Und wer sie bezahlt, ist Verhandlungssache und da ist noch alles offen.

Literatur

Gerlach FM, Bahrs O (1994) Qualitätssicherung durch hausärztliche Qualitätszirkel. Strategien zur Etablierung. Ullstein/Mosby, Wiesbaden

Diskussion zu Vortrag 8

von Frau Dr. Adelheid Barth-Stopik

Dr. P. Lubecki

Wenn Sie Qualität sichern möchten, aber gleichzeitig die gemachten Vorschläge ablehnen, dann würde ich gerne lhre Alternativvorschläge hören. Im übrigen wurde seitens der Krankenkassen nie gefordert, der Arzt solle nach jeder viertelstündigen Behandlungseinheit einen Dokumentationsbogen ausfüllen. Häufig sind es Blockeinheiten von 150 min. Bei einer Dauer von heute durchschnittlich 60 h für eine Verhaltenstherapie oder 250–300 h für eine Psychoanalyse ist es doch selbstverständlich, daß sich der Therapeut vorher überlegt, wie er diese Tätigkeit in Schritte aufteilt.

Dr. Adelheid Barth-Stopik

Es ist völlig richtig, daß andere Maßnahmen ergriffen werden müssen. Ich hatte bereits darauf hingewiesen, daß in der Psychotherapie ja schon längst Usus ist, was in der übrigen Medizin jetzt als Qualitätssicherungszirkel eingeführt wird. Es gibt ja de facto kaum einen Psychotherapeuten, der sich nicht wenigstens alle 14 Tage mit seiner Supervisiongruppe trifft, um Fallbesprechungen durchzuführen oder neue Erkenntnisse aus der Literatur zu diskutieren. Anders mag es in der ambulanten Psychiatrie aussehen. Ich will nicht bestreiten, daß Skalen, Fragebogen und dergleichen wahrscheinlich notwendig sind. Wir brauchen aber die Hilfe der Wissenschaftler, der Universitäten und der Kliniker, um diese Sachen zu erarbeiten.

Wir wehren uns aber dagegen, diese Dinge sozusagen übergestülpt zu bekommen. Deshalb versuche ich auch, meine Kollegen zu motivieren, mitzuwirken bei ihrer Erarbeitung. Und es ist ja auch durchaus schon gelungen, niedergelassene Kollegen mit in diese Tätigkeit einzubinden. Ich hoffe, daß sich diese Entwicklung fortsetzt. Wir sind natürlich selber sehr interessiert, zu erfahren, was bei unserer Arbeit eigentlich tatsächlich herauskommt, und möchten uns nicht immer nur auf unser Gefühl verlassen müssen.

N.N.

Die Vorschläge der Krankenkassen machen auf mich ein bißchen den Eindruck, als habe man dort noch nie einen Antrag im Gutachterverfahren gelesen. Der enthält nämlich schon sehr viele dieser Aspekte, zum Beispiel einen Behandlungsplan. Das ist natürlich verwirrend, weil man nicht genau weiß, ob das jetzt ein Ersatz für das Gutachterverfahren sein soll oder lediglich eine Ergänzung.

Natürlich sollte man sich sehr wohl Gedanken darüber machen, wie man bestimmte Parameter dokumentiert. Dazu gibt es ja auch schon Vorstellungen und Vorschläge. Ganz klar abzulehnen ist aber, daß Einzelheiten des therapeutischen Dialogs in irgendeiner Weise einsichtsfähig werden. Die Dokumentation muß also leicht sein, sie darf nicht viel Zeit kosten und sie muß sich auf externe Parameter beschränken.

Prof. Dr. M. Berger
Die Situation ist im Moment ziemlich verfahren. Im Grunde sehen alle Beteiligten ein, daß Qualitätssicherung nötig ist, nur an der Finanzierung hapert es. Auch die Auswertung unseres Projektes, das nur durch die Bereitschaft und Initiative von niedergelassenen und in der Klinik tätigen Psychiatern und Psychotherapeuten möglich war, wird nicht von den Kassen, sondern von der pharmazeutischen Industrie finanziert. Ich habe, ehrlich gesagt, kaum noch Hoffnung, daß sich die Krankenkassen in absehbarer Zeit dazu bewegen lassen, uns bei diesem zweifellos höchst sinnvollen Projekt zu unterstützen.

Prof. Dr. H. Kunze
Ich möchte kurz auf die drohende Möglichkeit eingehen, unter Umständen die Originalaufzeichnungen an Dritte herausgeben zu müssen. Das darf nicht sein, und ich möchte nachdrücklich davon abraten. Wenn die Aufzeichnungen gut geführt sind, dann enthalten sie so sensible Daten, daß es ein absoluter Vertrauensbruch wäre, der die Behandlungsbeziehung empfindlich stören würde. Hält man die Aufzeichnungen aber so allgemein, daß man sie herausgeben kann, dann sind sie für den Behandlungsprozeß wertlos.

Wir haben in dieser Beziehung reichlich Erfahrung aus dem Krankenhausbereich. In früheren Jahren mußten wir eine ganze Reihe von Auseinandersetzungen bis vor die Sozialgerichte, in Einzelfällen bis vor das Bundessozialgericht treiben. Das war sehr leidvoll und aufwendig, wenn auch zum Glück einigermaßen erfolgreich. Wir sind sehr glücklich, daß das jetzt nicht mehr erforderlich ist, seitdem wir ein gestuftes Auskunftsverfahren mit Kassen und medizinischem Dienst haben, das gut funktioniert, nicht mehr zu sozialgerichtlichen Auseinandersetzungen führt und die Belange des Vertrauensschutzes ganz brauchbar berücksichtigt. Dabei handelt es sich um eine Vereinbarung auf Landesebene, die für die Kliniken, die MDKs und die Kassen auf der Grundlage einer Rahmenvereinbarung kodifiziert ist.

In der ersten Stufe sieht dieses Procedere einfache, globale Formularauskünfte vor, die in bestimmten Fällen durch freie Texte ergänzt werden können. Wenn das nicht reicht, kommt der medizinische Dienst in die Klinik, und wir machen eine gemeinsame Fallbesprechung am Tisch, mit Einsichtnahme des MDK-Arztes in die Akte vor Ort – er nimmt sie nicht mit. Schließlich gibt es in ganz seltenen Fällen auch die gemeinsame Untersuchung am Patienten. Dieses gestufte Vorgehen erlaubt es, sowohl die fachlichen Belange als auch den Vertrauensschutz gut zu berücksichtigen. Wir haben damit seit Jahren keinen strittigen Fall mehr vor dem Sozialgericht gehabt.

Dr. Adelheid Barth-Stopik

Ganz wesentlich scheint mir, eine Form der Qualitätssicherung zu finden, die anspricht, die motiviert und Vertrauen schafft, und nicht das Gegenteil. Interessanterweise sind niedergelassene Ärzte, die schon einmal an Qualitätszirkeln teilgenommen haben, häufiger bereit, sich stärker zu engagieren. Offensichtlich scheint das für die ambulante Medizin ein Weg in die richtige Richtung zu sein. Jetzt heißt es, Wege zu finden, es kostengünstiger zu gestalten. Ich habe durchaus die Hoffnung, daß es in der Psychiatrie möglich sein sollte. Zu zusätzlichen zeitintensiven Maßnahmen wäre ich dagegen in der ambulanten Psychiatrie nur ungerne bereit.

9 Finanzierung qualitätssichernder Maßnahmen in der Versorgung psychisch Kranker – die Sicht der gesetzlichen Krankenversicherung

P. Lubecki

Um die Belastung der Beitragszahler trotz der Kostenexplosion in Grenzen zu halten, müssen die gesetzlichen Krankenkassen darauf hinwirken, daß die nach Aussagen von Sachverständigen zum Teil noch erheblichen Wirtschaftlichkeits- und Rationalisierungsreserven voll ausgeschöpft werden. Zahlreiche Beispiele belegen, daß qualitätssichernde Maßnahmen nicht nur dem Verbraucher und dem Leistungserbringer zugute kommen, sondern auch zu finanziellen Einsparungen führen können. Um dies zu erreichen, müssen vorrangig Strukturen, darunter die ärztliche Weiterbildung, die Krankenhausplanung, die hausärztliche Versorgung sowie die Zusammenarbeit über Fachbereichsgrenzen hinaus optimiert werden. Dazu müssen Standards für die Prozeß- und Ergebnisqualität im Bildungs- und Versorgungssystem entwickelt und vermittelt sowie Kosten-Nutzen-Analysen für Qualitätssicherungsmaßnahmen durchgeführt werden. In Zukunft müssen die bestehenden Qualitätssicherungsinstrumente der Leistungserbringer und der Krankenkassen laufend auf ihre Effektivität überprüft und modifiziert bzw. ersetzt werden. Die Kosten für diese Maßnahmen sind von allen am Bildungs- und Versorgungssystem Beteiligten zu tragen.

9.1 Vorbemerkungen

Seit etwa 5 Jahren taucht der Begriff Qualitätsicherung in der gesundheitspolitischen Diskussion immer häufiger auf. Die Zahl der Qualitätssymposien nimmt ständig zu, und das Problembewußtsein scheint immer mehr geschärft. Wie stand es in der Vergangenheit um die Qualitätssicherung? Gab es bislang keine Qualitätssicherung, oder haben die Krankenkassen Leistungen finanziert, deren Qualität nicht gesichert war? Was verstehen wir heute unter Qualitätssicherung? Welche Instrumente stehen zur Verfügung? Welche Prioritäten sind zu setzen? Die Klärung dieser Fragen ist eine Voraussetzung für die Diskussion der Finanzierung von Qualitätssicherungsmaßnahmen in der Versorgung psychisch Kranker durch die gesetzliche Krankenversicherung.

Zum besseren Verständnis der Sicht der gesetzlichen Krankenkassen möchte ich Ihnen zunächst die Aufgaben der gesetzlichen Krankenkassen und die wichtigsten Instrumente aufzeigen, die der Gesetzgeber der Selbstverwaltung der ge-

Bayer-Tropon-Symposium, Bd. XI
Qualitätssicherung in der Psychiatrie
Hrsg. M. Berger u. W. Gaebel

setzlichen Krankenkassen und der Leistungserbringer zur Steuerung der Versorgung zur Verfügung gestellt hat.

In einem zweiten Teil werde ich Ihnen die Vorstellungen der gesetzlichen Krankenkassen über die Sicherung der Qualität der Versorgung vortragen. Die daraus abgeleiteten Eckpunkte zur Sicherung der Qualität der Versorgung psychisch Kranker werde ich dann der Ist-Situation in der ambulanten und stationären Versorgung gegenüberstellen.

Daran anschließend gebe ich einen Überblick über die Finanzierung der Leistungen zur Versorgung psychisch Kranker und der darin enthaltenen Maßnahmen der Qualitätssicherung.

Zum Abschluß möchte ich einige Schlußfolgerungen zur Verbesserung der Qualität der Versorgung psycischch Kranker ziehen.

9.2 Aufgaben der gesetzlichen Krankenkassen

Die gesetzlichen Krankenkassen haben den Auftrag, den Versicherten im Krankheitsfall im Rahmen der gesetzlichen Vorgaben Zugang zu den für die medizinische Versorgung notwendigen ambulanten, stationären oder rehabilitativen Leistungen zu verschaffen. Darüber hinaus stellen die Krankenkassen ihren Versicherten Maßnahmen zur Gesundheitsförderung und Gesundheitvorsorge im Rahmen der gesetzlichen Vorgaben zur Verfügung. Die Leistungen, auf die der Versicherte Anspruch hat, müssen den Regeln der ärztlichen Kunst und den anerkannten Standards in Wissenschaft und Technik entsprechen.

Um die Belastung der Beitragszahler, d. h. der Arbeitgeber und der Versicherten, in wirtschaftlich und sozial tragbaren Grenzen zu halten, haben die gesetzlichen Krankenkassen ferner darauf zu achten, daß ihre Versicherten nur die nach den Regeln der ärztlichen Kunst notwendigen Leistungen zu Lasten der Krankenkassen erhalten und daß die Leistungen wirtschaftlich erbracht werden. Die Krankenkassen haben deshalb darauf hinzuwirken, daß die - nach Aussagen von Sachverständigen - zum Teil noch erheblichen Wirtschaftlichkeits- und Rationalisierungsreserven voll ausgeschöpft werden.

Die Erfüllung dieser Aufgaben hängt allerdings nicht alleine von den Krankenkassen ab. Teilweise stellen der Staat selbst oder andere Institutionen, z. B. die Landesärztekammern im ärztlichen Weiterbildungsrecht, bereits Weichen für die Qualitätssicherung und die Wirtschaftlichkeit. Beispielhaft möchte ich als staatliche Regelungen

- das Hochschulbauförderungsgesetz,
- die Bundesärzteordnung und die Approbationsordnung,
- das Arzneimittelgesetz,
- die Ländergesetze für das ärztliche Berufsrecht,
- die Röntgenverordnung oder
- die Psychiatrie-Personal-Verordnung

nennen. Als Steuerungsinstrumente der gesetzlichen Krankenkassen zur Qualitätssicherung möchte ich

- die Vergütungsvereinbarungen im Rahmen der Bundespflesgesatzverordnung,
- den Bundesmantelvertrag und den Einheitlichen Bewertungsmaßstab,
- die Psychotherapie- und Arzneimittelrichtlinien,
- die Vereinbarungen zur Sicherung der Qualität und Wirtschaftlichkeit oder
- die Regelungen zur Struktur und Verzahnung der Versorgung anführen.

Diesen Regelungen liegt von Seiten der Krankenkassen die Philosophie zugrunde, daß den Versicherten selbstverständlich nur qualitätsgesicherte Leistungen zur Verfügung gestellt werden und daß nur qualitätsgesicherte Leistungen durch die Krankenkassen finanziert werden dürfen. Soweit Experten Qualitätsdefizite feststellen, sind diese mit den Vertragspartnern so schnell wie möglich zu beheben.

9.3 Qualitätssicherung aus der Sicht der Krankenkassen

Eine allgemein anerkannte Definition von Qualitätssicherung existiert nicht. Teilweise werden nahezu alle Maßnahmen eines Leistungserbringers oder einer Einrichtung unabhängig von der Zielrichtung unter Qualitätssicherung subsumiert, weil diese in Bezug zu allen konkreten Leistungen gesehen wird. Teilweise werden sehr unterschiedliche Begriffe in der Qualitätssicherung, z. B. „total quality management" (TQM) Qualitätskontrolle „managed care" gebraucht. Sachverständige vertreten hierzu die Ansicht, daß diese verschiedenen Begriffe mitunter auch verwendet werden, um andere zu beeindrucken oder vielleicht sogar „hinters Licht zu führen" (Selbmann 1994). Nicht jede Statistik. Besprechung oder Richtlinie ist bereits eine Maßnahme der Qualitätssicherung. Ebensowenig sind Forschung und Ausbildung identisch mit Qualitätssicherung.

In Anlehnung an Selbmann (1990) verstehe ich deshalb hier unter Qualitätssicherung folgenden Prozeß.

1. Es werden Qualitätsstandards für Leistungen aufgestellt
2. Strukturen und einzelne Leistungen werden in einem laufenden Monitoring mit den Standards verglichen oder durch spontane Meldungen beobachtet und analysiert
3. Vorhandene Schwachstellen, d. h. Lücken zwischen erreichbarer und tatsächlich erreichter Qualität werden aufgezeigt
4. Wege zur Beseitigung oder zumindest vorläufiger Begrenzung von Schwachstellen werden unter Beteiligung Betroffener gesucht und Strukturen und/oder einzelne Verhaltensweisen entsprechend modifiziert oder eliminiert.
5. Die Maßnahmen werden evaluiert und ggf. in einer Qualitätsspirale modifiziert

Mit Selbmann (1994) möchte ich dies in folgendem Satz auf den Punkt bringen: „jede Schwachstelle ist ein Schatz, den man heben muß!"

Hinsichtlich der Strukturqualität sind sich die Sachverständigen darin einig, daß eine einmal erworbene Qualifikation, z. B. die Qualifikation für ein bestimmte Leistung, für ein ärztliches Gebiet oder eine Fachkunde, zu einem späteren Zeitpunkt ggf. ergänzt, modifiziert oder rezertifiziert werden muß. Insbesondere in der Psychotherapie wird deshalb die Forderung einer lebenslangen Supervision erhoben. Dies gilt analog auch für den Einsatz eines medizinischen Gerätes. Selbstverständlich muß dies nach Auffassung der gesetzlichen Krankenkassen ggf. auch Konsequenzen für die Finanzierung von Leistungen haben.

Einig sind sich die Experten auch darin, daß die Sicherung der Strukturqualität, d.h. der individuellen Qualifikation und der individuellen apparativen Ausstattung nur eine notwendige, keinesfalls aber eine hinreichende Voraussetzung für die Sicherung der Qualität einer Leistung ist. Die Qualität der Leistungen eines Arztes als Vertragsarzt oder als angestellter Arzt im Krankenhaus ist von vielen Faktoren abhängig, z.B. von den Strukturen einer Einrichtung, von der Kooperation mit anderen Berufen, vom Konkurrenzdruck oder von individuellen Interessen

Ferner haben sich nicht nur in der Wirtschaft, sondern auch bei anderen freiberuflich Tätigen, für die ein hoher Professionalisierungsgrad ein Statusmerkmal ist, Maßnahmen zur Sicherung der Prozeß- und Ergebnisqualität bewährt. Schließlich gibt es bereits eine Reihe von Ärzten oder von psychologischen Psychotherapeuten, die Maßnahmen der Prozeß- und der Ergebnisqualität für selbstverständlich halten. Sie weisen darauf hin, daß in Deutschland der Begriff „Qualität" immer noch zu sehr mit „bürokratischer Kontrolle" verbunden sei. während z.B. in den USA oder in den Niederlanden oder in anderen Ländern viele Leistungsanbieter oder Einrichtungen stolz darauf sind, daß sie auch hinsichtlich von qualitätssichernden Maßnahmen „up to date" sind

Während die Unterscheidung in Struktur-, Prozeß- und Ergebnisqualität heute nahezu unbestritten ist, wird nach Auffassung der Krankenkassen den strukturellen Voraussetzungen der Qualitätssicherung in einer Einrichtung immer noch zu wenig Aufmerksamkeit geschenkt. Ich möchte dies an 2 Beispielen, die gerade bei der Versorgung psychisch Kranker besonders deutlich werden, erläutern:

1. Es besteht ein strukturelles Qualitätsdefizit, wenn Personen nach einem erfolgreichem Aufenthalt in einer psychiatrischen Klinik nur deswegen wieder in eine Klinik eingewiesen werden müssen, weil kein adäquates ambulantes Nachsorgeangebot von niedergelassenen Psychiatern, Psychotherapeuten oder von Ärzten mit einer hinreichenden psychosomatischen Grundqualifikation vorhanden ist.
2. Wenn aufgrund von Überkapazitäten in der ambulanten Versorgung Patienten von Allgemeinärzten nicht zu niedergelassenen Spezialärzten, sondern ins Krankenhaus überwiesen werden oder wenn Arzneimittel verordnet werden, weil Patienten sonst zu Kollegen abwandern könnten, können diese Qualitätsdefizite sowohl auf der individuellen Ebene als auch auf der strukturellen Ebene, z.B. durch das von der AOK entwickelte Hausarztmodell, durch Arzneimittelbudgets oder durch eine sektorenübergreifende Bedarfsplanung angegangen werden.

Aus der Sicht der gesetzlichen Krankenkassen ist es deshalb erforderlich, daß über die bestehenden Ansätze (Maßnahmen der Medizinischen Qualitätssicherung in der BRD 1994) hinaus insbesondere Standards für die Prozeß- und Ergebnisqualität im Bildungs- und Versorgungssystem entwickelt und vermittelt und

Nutzen-Kosten-Analysen für Qualitätssicherungsmaßnahmen durchgeführt werden. Parallel hierzu sind in den Einrichtungen Qualitätssicherungssysteme unter Beteiligung aller Betroffener einzuführen und institutionenbezogene und strukturelle Maßnahmen aufeinander abzustimmen. Dabei sind die Patienten als „Verbraucher" und „Kunden" in den Mittelpunkt aller Bestrebungen und Aktivitäten zu stellen.

9.4 Leitlinien für die Versorgung psychisch Kranker

Die AOK hat mit der Zielsetzung, psychische Krankheiten oder eine Chronifizierung zu vermeiden und psychisch Kranken im Bedarfsfall eine qualitätsorientierte Behandlung zu sichern, Leitlinien für eine Qualitätssicherung der Versorgung psychisch Kranker aufgestellt.

1. Ebenso wie bei der Versorgung somatisch Kranker gilt auch für die Versorgung psychisch Kranker der Grundsatz
   „Soviel ambulant wie möglich und soviel stationär wie nötig!"

Es kann nicht hingenommen werden,daß – wie Meyer et al. (1991) ausführen – psychoneurotisch-psychosomatisch Kranke erstmals nach 9 Jahren oder auch nur erst nach 3 Jahren einen Experten für Psychotherapie aufsuchen oder aufgrund einer fehlenden oder unzureichenden Therapie bei Hausärzten, Internisten oder Frauenärzten überhaupt erst so krank werden, daß sie einer ambulanten Psychotherapie oder gar einer stationären Behandlung bedürfen.

Dies führt nach Auffassung von Experten dazu, daß es in solchen Fällen statt zu einer rechtzeitigen ambulanten psychosomatischen Behandlung oder Psychotherapie spät zu einer ganz oder teilweise vermeidbaren stationären Behandlung kommt. Wenn Vorbeugen besser als Heilen und Heilen besser als Rehabilitation ist, stellen 7 000 Betten in der stationären Rehabilitation im Jahre 1991 und erst recht 12 000 Betten im Jahre 1994 nicht nur eine Fehlallokation öffentlicher Mittel, sondern auch ein riesiges strukturelles Qualitätsdefizit in der Versorgung psychisch Kranker dar (Meyer et al. 1991).

2. Bereits in der ärztlichen Ausbildung sind deshalb hinreichende psychosomatische Grundkenntnisse zu vermitteln. Insbesondere Hausärzte bedürfen darüber hinaus einer psychosomatische Zusatzqualifikation, um ggf. bestehende psychische Krankheiten und Vorstadien rechtzeitig zu erkennen, selbst zu behandeln oder einer angemessenen Therapie durch einen Spezialisten zuzuführen.

Es ist durch eine Differentialdiagnose sicherzustellen, daß Patienten die im Einzelfall notwendigen psychiatrischen, psychosomatischen oder psychotherapeutische Maßnahmen ggf. mit ergänzenden stützenden psychosozialen oder rehabilitativen Leistungen in der ambulanten Versorgung oder in einer Klinik erhalten. Die im Einzelfall angewandte Therapiemethode, die Verordnung von Arzneimitteln oder die Einweisung in eine Klinik oder Rehabilitationseinrichtung darf nicht davon abhängen, welchen Therapeuten der Versicherte zufällig aufsucht.

3. Die Prozeß- und die Ergebnisqualität in der ambulanten und stationären Behandlung sind durch einen Behandlungsplan, eine anerkannte Dokumentation, durch Zweitmeinungen bzw. Gutachter, durch eine Supervision und qualitätszirkel, die in einem Qualitätsmanagement koordiniert werden, zu sichern. Auf das Gutachterverfahren in der ambulanten Psychotherapie und die Psychiatrie-Personalverordnung werde ich noch eingehen.
4. Gerade in der Versorgung psychisch Kranker ist darüber hinaus die Kooperation aller in der Versorgung tätigen Gesundheitsberufe in den Einrichtungen, unter den Einrichtungen und vor allem eine Verzahnung zwischen den Gesundheitssektoren sowie eine Abstimmung mit Einrichtungen außerhalb der medizinischen Versorgung eine wichtige Voraussetzung für die Qualität der Versorgung.
5. Schließlich sind soweit möglich bei Qualitätssicherungsmaßnahmen nicht nur die Vertragspartner, sondern auch Patienten und ggf, ihre Angehörigen oder Selbsthilfegruppen einzubeziehen.

9.5 Finanzierung von Maßnahmen zur Qualitätssicherung in der Versorgung psychisch Kranker

Die vorgestellten Leitlinien für die Versorgung psychisch Kranker sind nicht nur die Richtschnur für die Entwicklung, Durchführung und Evaluation von Qualitätssicherungsmaßnahmen, sondern auch für deren Finanzierung durch die jeweils zuständigen Institutionen. Dabei sind folgende Fragen zu beantworten:

- Inwieweit tragen die derzeit durchgeführten Maßnahmen zur Erreichung der genannten Leitlinien bei?
- Wie effizient ist der Einsatz der bislang eingesetzten Mittel für Qualitätssicherungsmaßnahmen?
- In welchen Bereichen stehen die eingesetzten finanziellen Mittel anerkannten Qualitätsstandards entgegen?
- In welchen Bereichen sind neue oder weitere Qualitätssicherungsmaßnahmen zu ergreifen?
- Sind zusätzliche Mittel erforderlich oder sind Umschichtungen möglich und sogar im Hinblick auf eine bessere Qualität notwendig?
- Welche Konsequenzen sind für Einrichtungen zu ziehen, die bestimmte Standards nicht entsprechen?

9.5.1 Maßnahmen im Bildungssystem

Zur Vermeidung von Fehallokationen im Gesundheitswesen und von Chronifizierung einzelner Versicherter sind als Voraussetzung für andere Qualitätssicherungsmaßnahmen folgende Maßnahmen im Bildungssystem durchzuführen und zu finanzieren:

- Der Bund und die Länder haben in der ärztlichen Ausbildung verstärkt psychosoziale Aspekte in der Krankheitsentstehung und in der Therapie und Aspekte der hausärztlichen Versorgung zu vermitteln. Das gilt analog für die von den Landesärztekammern durchgeführte ärztliche Weiterbildung.
- In der Forschung und in der ärztlichen Aus- Weiter- und Fortbildung sind verstärkt neue Instrumente für eine differentielle Indikationsstellung zur Behandlung psychisch und psychosomatisch Kranker zu entwickeln und zu vermitteln.
- In der Aus- und Weiterbildung aller Gesundheitsberufe ist die Notwendigkeit einer stärkeren Kooperation aller Gesundheitsberufe und Einrichtungen verstärkt zu thematisieren.
- Alle Gesundheitsberufe haben bereits in der Aus- und Weiterbildung Informationen und Instrumente zur Dokumentation und Evaluation zu erwerben.

9.5.2 Maßnahmen im Versorgungssystem

Die gesetzlichen Krankenkassen haben entsprechend den Empfehlungen von Sachverständigen eine Reihe von Maßnahmen zur Verbesserung der Strukturen in der ambulanten, stationären und rehabilitativen Versorgung psychisch Kranker initiiert, mitgetragen und im Rahmen ihres gesetzlichen Auftrags finanziert. Damit wurden zugleich wichtige Voraussetzungen für eine Verbesserung der Qualität der Versorgung geschaffen:

- An erster Stelle sind der Abbau von Großkrankenhäusern, die Verkleinerung und Sektorisierung der Abteilungen, die Einrichtung von psychiatrischen Abteilungen und Institutsambulanzen, der weitere Ausbau der ambulanten und auch der rehabilitativen Versorgung anzuführen.

  Heute geben die gesetzlichen Krankenkassen für die stationäre Versorgung psychisch Kranker und damit auch für die seit 20 Jahren erreichten erheblichen Qualitätsverbesserungen bereits etwa 8 Mrd DM aus. Demgegenüber belaufen sich die Ausgaben für die ambulante Versorgung psychisch Kranker auf etwa 2,5 Mrd DM. Die Frage, ob und inwieweit damit der Grundsatz „so viel ambulant wie möglich, so viel stationär, wie nötig!“ damit erfüllt ist, ist von Experten noch zu beantworten
- In der ambulanten psychotherapeutischen Versorgung praktizieren die Vertragsärzte und die Krankenkassen im Rahmen der Psychotherapie- Richtlinien seit nahezu 30 Jahren ein System zur Sicherung der Strukturqualität und teilweise auch der Prozeßqualität. Die Psychotherapie- Richtlinien werden derzeit von den Vertragspartnern im Bundesausschuß der Ärzte und Krankenkassen überarbeitet.

  Ziele sind vor allem eine Modifizierung des Gutachterverfahrens, die Einführung einer Dokumentation als Grundlage für eine individuelle Qualitätssicherung des Psychotherapeuten und für eine Stichprobenprüfung. Weitere Themen sind die in der Literatur kontrovers geführte Diskussion über die

Effektivität von Kurz- und Langzeittherapie, die vor allem von psychologischen Psychotherapeuten geforderte lebenslange Supervision, Qualitätszirkel sowie die Aufnahme neuer Methoden zur Verbesserung der Qualität des Leistungsangebots.

- Den niedergelassenen Ärzten und den Ärzten des Medizinsichen Dienstes der Krankenkassen sind Zugangskriterien für eine stationäre kurative oder rehabilitative Behandlung psychisch Kranker und Informationen über spezifische Therapieangebote einzelner Einrichtungen zur Hand zu geben.
- Für die der Psychiatrie-Personal-Verordnung zugrundegelegten Therapieangebote und ebenso für die psychosomatischen Rehabilitationskliniken sind von unabhängigen Sachverständigen in Zusammenarbeit mit den Beteiligten Kriterien zur internen und externen Evaluierung zu erarbeiten.
- Daran anschließend sind von Sachverständigen Programme und Konzeptionen zur Anwendung dieser Kriterien in einem Qualitätsmanagement zu entwickeln.
- Das Vorhandensein solcher Kriterien und deren Einsatz bei der internen und externen Evaluierung von Qualitätssicherungsmaßnahmen und -programmen ist die Voraussetzung für eine Zertifizierung von Einrichtungen oder für Empfehlungen für solche Einrichtungen durch die Krankenkassen. Eine bloße Selbsteinschätzung nach eigenen Kriterien ist im Frühjahr 1995 von Sachverständigen und ebenso von der AOK daher zu Recht abgelehnt worden.
- In letzter Konsequenz muß eine solche an anerkannten Kriterien ausgerichtete Qualitätssicherung auch Auswirkungen auf die Krankenhausplanung und die -finanzierung haben.
- Als Vorstufe für eine derartige Qualitätssicherung in der stationären Psychiatrie sind die in der Psych-PV entwickelten Standards für Therapieangebote psychiatrischer Krankenhäuser und ihre finanziellen Konsequenzen im Hinblick auf ihre Effektivität zu überprüfen. Bislang haben es allerdings viele Krankenhäuser abgelehnt, an einer Befragung der Aktion psychisch Kranker, verschiedener Krankenhausvereinigungen und der gesetzlichen Krankenkassen über die Auswirkungen der seit 1991 erfolgten Ausgaben der Krankenkassen für zusätzliches Personal in Höhe von etwa einer halben Milliarde DM auf die Qualität der Behandlung teilzunehmen.

9.6 Schlußfolgerungen

Voraussetzungen für die Finanzierung von Qualitätssicherungsmaßnahmen in der Versorgung psychisch Kranker sind:

1. Ziel aller Maßnahmen ist der Patient. Er ist deshalb ebenso wie die Beschäftigten in qualitätssichernde Maßnahmen einzubeziehen.
2. Qualitätssichernde Maßnahmen dürfen nicht nur auf der individuellen Ebene ansetzen. Gegebenenfalls müssen zunächst vorrangig Strukturen, z. B. falsche Weichenstellungen in der ärztlichen Weiterbildung oder der Krankenhausplanung, in der hausärztlichen Versorgung oder in der Kooperation aller Beteiligten, geändert werden.

3. Voraussetzung für interne und externe qualitätssichernde Maßnahmen sind anerkannte Kriterien – und nicht ein bloßes Sammeln von Daten – sowie ein auch in Zukunft gerichtetes Qualitätsmanagement im einzelnen Unternehmen. Nur sie können Grundlage eines Qualitätszertifkats und entsprechender Empfehlungen von Ärzten oder Krankenkassen sein.
4. Niedergelassene Ärzte sollen nach den Vorstellungen der AOK mit Krankenhäusern und Krankenkassen eine Qualitätspartnerschaft bilden: Mit Ärzten werden die Routinedaten über die Krankenhausbehandlung aufgearbeitet, damit sie sich ein qualifiziertes Urteil darüber bilden können, in welchem Krankenhaus mit welchen Behandlungsmethoden das spezielle Gesundheitsproblem ihrer Patienten am besten gelöst wird.
5. Bestehende Qualitätssicherungsinstrumente der Leistungserbringer und Krankenkassen müssen auf ihre Effektivität laufend überprüft und ggf. modifiziert oder durch effektivere und ggf. effizientere Instrumente ersetzt werden.
6. Beispiele in allen gesellschaftlichen Bereichen zeigen, daß Qualitätssicherungsmaßnahmen nicht nur dem Verbraucher und dem Leistungserbringer zugute kommen, sondern auch zu finanziellen Einsparungen führen können. Qualitätssicherung darf daher nicht nur ein Lippenbekenntnis oder nur eine bloße individuelle Selbsteinschätzung ohne Konsequenzen sein. Qualitätssicherung muß allen Beteiligten nutzen, und sie muß sich für den Patienten und alle Beteiligten „auszahlen".

Soweit diese Voraussetzungen erfüllt sind, haben die Beteiligten im Bildungs- und Versorgungssystem im Rahmen ihrer Zuständigkeit anerkannte qualitätssichernde Maßnahmen zu finanzieren. In der gesetzlichen Krankenversicherung sind Entscheidungen über die Ausgaben für qualitätssichernde Maßnahmen für die stationäre Versorgung in den Pflegesatzverhandlungen zu treffen. In der ambulanten vertragsärztlichen Versorgung ist über Aufwendungen für eine Qualitätssicherung bei der Festlegung von Punktzahlen für einzelne Leistungspositionen des einheitlichen Bewertungsmaßstabs und im Rahmen von Gesamtverträgen auf Landesebene Regelungen zu treffen.

Literatur

Maßnahmen der Medizinischen Qualitätssicherung in der Bundesrepublik (1994) Bestandsaufnahme, Projekt im Auftrag des Bundesministers für Gesundheit, Bd 38 Schriftenreihe des Bundesministers für Gesundheit, Baden-Baden

Meyer A-E, Richter R, Grawe K, Graf v.d.Schulenburg J-M, Schulte B (1991), Forschungsgutachten zu Fragen eines Psychotherapeutengesetzes, Tm Auftrag des Bundesministers für Jugend, Familie, Frauen und Gesundheit, Hamburg-Eppendort, S 39 ff

Selbmann H-K (1990) Konzeption, Voraussetzung und Durchführung qualitätssichernder Maßnahmen im Krankenhaus, Das Krankenhaus 11: 470–474

Selbmann H-K (1994) Jede Schwachstelle ist ein Schatz, den man heben muß. Rheinisches Ärztebl, S 15–19

Diskussion zu Vortrag 9

von Dr. P. Lubecki

Prof. Dr. W. Gaebel

Wenn ich Sie so höre, habe ich fast den Eindruck, daß wir die Qualitätssicherung, wie sie uns vom Gesetzgeber jetzt vorgeschrieben wird, viel zu ernst nehmen. Natürlich liegt es in unserem ärztlichen Selbstverständnis, Leistung von hoher Qualität zu erbringen. Aber was hier verlangt wird, ist etwas anderes: Es ist der Nachweis der Qualität. Es geht nicht darum, daß wir die Qualität erbringen, sondern daß wir belegen sollen, daß es Qualität ist. Und da erhebt sich eben die Frage, wie der zusätzliche Aufwand zu finanzieren ist, der mit dieser Dokumentation verbunden ist. Diese Frage haben Sie nicht beantwortet.

Dr. P. Lubecki

Zum Punkt eins, ob wir Qualitätssicherung zu ernst nehmen: Ich gehe davon aus, daß die Teilnehmer dieses Symposiums das Thema Qualitätssicherung alle sehr ernst nehmen. Das gilt auch für mich.

Zum zweiten: Es kommt mir nicht auf den bloßen Nachweis der Qualität an. Ich möchte vielmehr sicherstellen, daß der Patient die im Einzelfall notwendige Leistung auch bekommt. Es gibt Regeln der ärztlichen Kunst. Allerdings findet Qualitätssicherung in erster Linie in den Köpfen statt. Der durchschnittliche Arzt hat aber bisher leider – das wird sich ändern müssen – in seiner Aus- und Weiterbildung über den Stellenwert der Qualitätssicherung teilweise nur wenig mitbekommen. Dabei räume ich ein, daß es für den Nachweis der Qualität und die Evaluation noch nicht genügend Instrumente gibt.

Prof. Dr. M. Berger

Nachdem die Psychiatriepersonalverordnung für eine Aufstockung der Stellen gesorgt hat, ist es sicherlich eine berechtigte Forderung der Krankenkassen, zu erfahren, ob sich die Prozeßqualität und möglichst auch die Ergebnisqualität dadurch tatsächlich gebessert hat. Nun wäre es zum einen denkbar, daß eine Schar von Ärzten aus den Medizinischen Diensten in die Kliniken kommt und Einblick in die Krankengeschichten nimmt. Ich halte diese Möglichkeit zur Zeit für nicht sehr wahrscheinlich, weil die Medizinischen Dienste augenblicklich vollauf damit beschäftigt sind, die Pflegestufen für die Pflegeversicherung einzurichten und ihnen deswegen einfach die Kapazität dazu fehlt. Darüber hinaus wäre diese Möglichkeit für uns gewiß auch keine besonders akzeptable Lösung.

Einen zweiten Weg haben wir mit unserem Pilotversuch in Baden-Württemberg aufgezeigt, den Herr Wolfersdorf vorgestellt hat. Diese Untersuchung hat am

Beispiel der Depressionsbehandlung gezeigt, daß mit der jetzigen Personalausstattung in den beteiligten vier Kliniken offenbar sehr gute Leistungen erzielt werden. Selbst die medizinischen Dienste haben diesen Pilotversuch sehr positiv begutachtet. Deshalb würde ich gerne von Ihnen wissen, ob Sie diese Möglichkeit für gangbar halten, d. h., wir sorgen in Eigeninitiative für die Sicherung und Kontrolle der Qualität, wobei die Ergebnisse aber völlig transparent wären.

Meine zweite Frage betrifft noch einmal die Qualitätszirkel. Wir wollen ja nicht die Fortbildung bezahlt bekommen. Aber wenn es ein effizienter Qualitätszirkel sein soll mit dem Anspruch auf Evaluation, Rückmeldung usw., dann muß der Arzt für jeden Patienten mindestens 5 min mehr aufwenden - und 5 min sind in einer Arztpraxis viel Zeit. Deswegen noch einmal die Frage, ob aus Ihrer Sicht die Möglichkeit besteht, Qualitätszirkel finanziell mitzutragen und die Kosten für den damit verbundenen Mehraufwand nicht vollständig auf die Schultern der Niedergelassenen abzuwälzen?

Dr. P. Lubecki

Ob der von Ihnen durchgeführte Pilotversuch ein gangbares Modell liefern könnte, muß diskutiert werden. Es sind auch andere Modelle denkbar. Natürlich ist mir klar, daß sich die Qualitätssicherungsprogramme der Industrie oder anderer Dienstleistungsunternehmen nicht direkt auf psychiatrische Patienten übertragen lassen. Als erstes wäre zu klären, für wieviele und welche psychiatrischen Hauptdiagnosen dieses Modell in Betracht käme. Aber ich sehe ja nicht nur die Psychiatrie allein, sondern auch alle anderen Fachrichtungen. Und sollte sich herausstellen, daß wir 250 oder vielleicht auch 1000 solcher Modellversuche brauchen, dann kann man sich leicht ausrechnen, was das für ein Kostenfaktor ist.

Wir brauchen eine Philosophie, eine strategische Gesamtkonzeption, die dann, vielleicht mit der einen oder anderen Modifikation, auf die einzelnen Bereiche anzuwenden ist, damit die zu dokumentierenden Ergebnisse auch in irgendeiner Weise vergleichbar sind. Es gibt zum Beispiel das Qualitätssicherungsprogramm der Deutschen Rentenversicherung für den Bereich der Rehabilitation. Dort ist man zu der Erkenntnis gelangt, daß man unmöglich die gesamte Fülle der Diagnosen abdecken kann, sondern daß man sich auf Hauptdiagnosen beschränken muß, sonst ist ein solches Programm weder praktikabel noch finanzierbar. Ich kann also noch nicht sagen, was der Königsweg sein könnte. Das bleibt zu diskutieren.

Zu Ihrer zweiten Frage: Wir sind momentan in der Phase der Evaluation, was die tatsächliche Effizienz von Qualitätszirkeln anlangt. Die Tatsache, daß erste Qualitätszirkel eingerichtet worden sind, ist ja noch nicht die Qualität selber. Was den Nachweis der Qualitätssteigerung durch Qualitätszirkel betrifft, ist die Datenlage zur Zeit noch zu dünn für eine definitive Aussage. Aber diesen Nachweis müssen wir zunächst fordern, denn wir müssen ja auch Rechenschaft darüber ablegen, welchen Nutzen finanzielle Mittel letztlich bringen.

Prof. Dr. H. Kunze
Herr Lubecki, als wir 1988/89 in der Expertengruppe die Psych-PV konzipiert haben, waren wir uns zwar darüber klar, Qualitätssicherung sei dringend notwendig, aber nicht so weit, daß wir sie konkret als Leistung und als Kostenfaktor eingebaut haben. Das haben Sie völlig zu recht moniert. Daraus ergibt sich aber auch, daß in den Minutenwerten der Aufwand für die Qualitätssicherung nicht enthalten ist. Deshalb stellt sich die Frage: Wie finanziert man das? Sehen Sie Möglichkeiten, darüber ins Gespräch zu kommen? Natürlich nicht nur über die Finanzierung, sondern auch über die Inhalte, wie man gesicherte Qualität nachweist. Oder sehen Sie wenigstens die Möglichkeit, Einsparungen, die im Krankenhaus erwirtschaftet werden, dem Krankenhaus zu belassen zur Finanzierung solcher Qualitätssicherungsleistungen, anstatt sie, wie bisher, immer abzuschöpfen?

Dr. P. Lubecki
Auch hier muß ich sagen: Das gehört auf den Verhandlungstisch. Das müssen die Vertragspartner auf Landesebene aushandeln. Wenn erkennbar wird, daß die Psych-PV das Behandlungsangebot verbessert hat und die Krankenhäuser die Krankenkassen überzeugen können, daß weitere Einsparungen möglich sind, dann grundsätzlich schon. Natürlich müßte man diese Einsparungen teilweise auch an die Versicherten und die Arbeitgeber zurückgeben.

Dr. M. Albers
Herr Lubecki, Sie sagten, daß im stationären Bereich die Qualität inzwischen vielfach sehr gut und kein weiterer Zuwachs mehr zu erwarten sei. Mißstände gebe es dagegen noch in anderen Bereiche, wie etwa im Heimbereich oder im komplementäre Bereich, so daß vor allem dort mehr Unterstützung erforderlich sei. Ist das so verstehen, daß Sie je nach Maß der nachgewiesenen und gesicherten Qualität sich dafür einsetzen würden, im Rahmen eines globalen Psychiatriebudgets Mittel der GKV, die ursprünglich dem stationären Bereich zugedacht waren, in den komplementären oder in den Heimbereich, also in den Nicht-KHG-Bereich, umzuschichten?

Dr. P. Lubecki
Ich finde es nicht in Ordnung, daß die Beitragszahler der Krankenversicherung für einen Bereich zahlen sollen, für den diese nicht zuständig ist. Ich finde es auch nicht in Ordnung, wenn die Rentenversicherung jetzt weniger Beiträge an die gesetzlichen Krankenkassen zahlt, obwohl wir wissen, daß die Rentner sehr hohe Ausgaben haben.

Dr. K. Bell
Noch einmal zurück zu den Evaluationsbögen: Im SGB V ist ja die Qualitätssicherung im ambulanten Operieren kodifiziert, und soviel ich weiß, ist der entsprechende Dokumentationsbogen im neuen EBM aufgenommen und wird auch bewertet. Vielleicht sollte man in einer Erprobungsphase einmal prüfen, ob sich die Bewertungsbögen der DGPPN und des BVDN auch für die Doku-

mentation der Arbeit in den psychiatrischen und psychotherapeutischen Qualitätszirkeln eignen.

Dr. P. Lubecki

Mit der Dokumentation in der ambulanten Psychotherapie betreten wir Neuland, und da muß man vor der Einführung nach der Sinnhaftigkeit fragen, ebenso wie bei der regelmäßigen späteren Evaluierung. Andererseits gibt es in der Dokumentation auch einen Wildwuchs. Wir haben zu viele Dokumentationen nebeneinander. Es gibt Dokumentationen für den stationären, ambulanten und komplementären Bereich, für die Psychiatrie, für die Psychotherapie usw., und die sind alle kaum abgestimmt und koordiniert. Das kann doch nicht sein. Ein Patient ist ja nicht 5 Jahre nur in der Psychotherapie, sondern er ist im stationären Bereich, er kommt in die Komplementärversorgung, und überall gibt es unterschiedliche Dokumentationen zur Qualität. In der Regel frage ich mich: Wie qualitätsgesichert sind denn diese Dokumentationen? Ich als Krankenkassenvertreter muß die Fachleute darauf hinweisen, daß sie nebeneinander her arbeiten. Das ist keine Qualitätssicherung.

Dr. C. Cording

Das möchte ich so nicht stehenlassen. Wir sehen dieses Problem doch auch. Ich weise auf genau diesen Punkt schon längere Zeit hin. Das liegt doch daran, daß wir nur für den stationären Bereich zuständig sind, daß es unterschiedliche gesetzliche Regelungen gibt für den stationären, den ambulanten und den komplementären Bereich, und unterschiedliche Kostenträger. Aus Sicht unserer Fachgesellschaft brauchen wir ein in einem Kernbereich einheitliches, kompatibles Dokumentationssystem, mit Zusatzmodulen für die unterschiedlichen Einzelbereiche. So ist unser System auch aufgebaut. Wir können anderen Fachgesellschaften unsere Zusammenarbeit nur anbieten, wir können sie nicht dazu zwingen.

Schlußwort

W. Gaebel

Meine Damen und Herren, wir sind am Ende einer kontroversen Diskussion angelangt, für die das Thema „Qualitätssicherung" offenbar allemal gut ist. Ich glaube, es war eine aufschlußreiche tour d'horizon über ambulante und stationäre Beispiele psychiatrischer Qualität. Wir haben Perspektiven aus dem ärztlichen und dem Angehörigenbereich kennengelernt, und wir haben den Standpunkt der Krankenkassen gehört.

Die Diskussionen waren konstruktiv. Ich denke, als Konsens können wir festhalten, daß Qualitätsverbesserung und die Sicherung von Qualität von uns allen für nötig erachtet und gewollt wird, und daß sie auch in der Psychiatrie möglich ist. Ich glaube, darüber sind wir uns einig. Vor allem müssen wir aber künftig versuchen, die Aktivitäten der verschiedenen Institutionen und Gruppierungen auf diesem Gebiet besser zu koordinieren, damit die Experten nicht nebeneinander her ihre Kraft vergeuden. Auch darüber, daß Finanzierungshilfen für den stationären wie für den ambulanten Bereich vorhanden sein müssen, sind wir uns im Grunde wohl einig, denn ohne Unterstützung geht es nicht.

Es sind sicher offene Fragen geblieben, zum Beispiel: Wieviel ist denn nötig von all dem? Ich habe manchmal den Eindruck, daß wir vielleicht auch zu viel verlangen. Qualitätssicherung darf nicht zur Zwangsjacke werden, wir dürfen Maß und Ziel nicht aus den Augen verlieren. Weniger ist zunächst vielleicht mehr. Aber wir müssen jetzt auch tun, was wir tun können. Idealismus tut not, und den haben wir.

Ich danke meinem Mitvorsitzenden, ich danke der Referentin und den Referenten für ihre Beiträge. Ich danke Ihnen allen für Ihre aktive Mitarbeit. Nicht zuletzt danke ich der Firma Bayer-Tropon und stellvertretend für alle an der Ausrichtung dieses Symposiums beteiligten Mitarbeiter Ihnen, Herr Dr. Grobe-Einsler, für die Gastfreundschaft und die gute Betreuung. Ich denke, man würde gerne anknüpfen an dieses Thema, und vielleicht können wir ja in einigen Jahren eine neue und positivere Bilanz ziehen.

Sachverzeichnis

Springer-Verlag und Umwelt

Als internationaler wissenschaftlicher Verlag sind wir uns unserer besonderen Verpflichtung der Umwelt gegenüber bewußt und beziehen umweltorientierte Grundsätze in Unternehmensentscheidungen mit ein.

Von unseren Geschäftspartnern (Druckereien, Papierfabriken, Verpackungsherstellern usw.) verlangen wir, daß sie sowohl beim Herstellungsprozeß selbst als auch beim Einsatz der zur Verwendung kommenden Materialien ökologische Gesichtspunkte berücksichtigen.

Das für dieses Buch verwendete Papier ist aus chlorfrei bzw. chlorarm hergestelltem Zellstoff gefertigt und im pH-Wert neutral.